实用数字化 X 线 成像技术

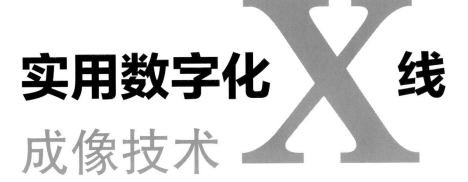

主　审：宋　彬（四川大学华西医院）

主　编：李真林（四川大学华西医院）　　　刘启榆（绵阳市中心医院）
　　　　汪小舟（四川大学华西医院眉山医院·眉山市人民医院）

副主编：杨吉学（四川大学华西医院）　　　潘雪琳（四川大学华西医院）
　　　　文雨婷（四川大学华西医院）　　　张雪琴（四川大学华西医院）
　　　　夏春潮（四川大学华西医院）

编　者：黄　林（四川大学华西医院）　　　游永春（四川大学华西医院）
　　　　宋　文（四川大学华西医院）　　　李　焱（四川大学华西医院）
　　　　尹桂彬（四川大学华西医院）　　　李沉鲛（四川大学华西医院）
　　　　杨　行（四川大学华西医院）　　　陈坍桃（四川大学华西医院）
　　　　周蜀川（四川大学华西医院）　　　彭　涛（四川大学华西医院）
　　　　鲁　曦（四川大学华西医院）　　　梁　成（四川大学华西医院）
　　　　吴建忠（四川大学华西医院）　　　孙加冠（四川大学华西医院）
　　　　张　奇（四川大学华西医院）　　　曾　鹏（四川大学华西医院）
　　　　潘云龙（四川大学华西医院）　　　谭　佳（四川大学华西医院）
　　　　赵　飞（四川大学华西医院）　　　姚　辉（四川大学华西医院）
　　　　冷　琦（四川大学华西医院）　　　熊　静（四川大学华西医院）
　　　　羊　丹（四川大学华西医院）　　　张顺源（绵阳市中心医院）
　　　　卓丽华（绵阳市第三人民医院）　　姚洪超（绵阳市第三人民医院）

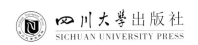

四川大学出版社
SICHUAN UNIVERSITY PRESS

项目策划：许　奕
责任编辑：许　奕
责任校对：张　澄
封面设计：墨创文化
责任印制：王　炜

图书在版编目（CIP）数据

实用数字化 X 线成像技术 / 李真林，刘启榆，汪小舟
主编．— 成都：四川大学出版社，2021.8
　　ISBN 978-7-5690-4872-8

　　Ⅰ．①实…　Ⅱ．①李…　②刘…　③汪…　Ⅲ．① X 射线
诊断　Ⅳ．① R814

中国版本图书馆 CIP 数据核字（2021）第 151256 号

书名　实用数字化 X 线成像技术
　　　SHIYONG SHUZIHUA X XIAN CHENGXIANG JISHU

主　　编	李真林　刘启榆　汪小舟
出　　版	四川大学出版社
地　　址	成都市一环路南一段 24 号（610065）
发　　行	四川大学出版社
书　　号	ISBN 978-7-5690-4872-8
印前制作	四川胜翔数码印务设计有限公司
印　　刷	成都市新都华兴印务有限公司
成品尺寸	185mm×260mm
插　　页	2
印　　张	14.5
字　　数	361 千字
版　　次	2021 年 8 月第 1 版
印　　次	2021 年 8 月第 1 次印刷
定　　价	69.00 元

◆ 读者邮购本书，请与本社发行科联系。
　　电话：(028)85408408/(028)85401670/
　　(028)86408023　邮政编码：610065
◆ 本社图书如有印装质量问题，请寄回出版社调换。
◆ 网址：http://press.scu.edu.cn

四川大学出版社
微信公众号

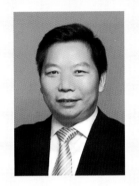

李真林，博士，博士生导师，主任技师，四川大学华西临床医学院医学影像技术系主任兼四川大学华西医院放射科副主任，中华医学会影像技术分会主任委员，中华医学会第二十六届理事会理事，中国医师协会医学技师专业委员会副主任委员，四川省医学会影像技术专业委员会候任主任委员，四川省医师协会第一届放射影像技师分会会长，四川省放射医学质量控制中心副主任，四川省有突出贡献的优秀专家，四川省卫计委学术技术带头人，人工智能医疗器械标准化技术归口单位专家组专家，全国卫生专业技术资格考试专家委员会委员，全国大型设备上岗考试命题专家，全国高等学校医学影像技术专业教育教材建设评审委员会副主任委员，全国工业强基专家库专家。

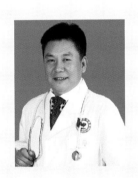

刘启榆，绵阳市中心医院放射科主任，西南医科大学硕士研究生导师，西南科技大学兼职教授，国际肝胆胰协会中国分会MDT专委会委员，中国医师协会介入医师分会神经介入专委会委员，中华医学会放射学分会介入专委会神经介入组委员，中国医学装备协会CT工程技术专委会委员，四川省医学会放射学专委会常委，四川省医学会介入医学专委会副主委，四川省医师协会放射医师分会常委，四川省医师协会神经介入专委会副主委，四川省卒中学会影像分会常委，四川省医师协会介入医师分会副会长。

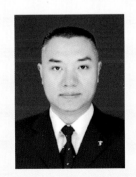

汪小舟，四川大学华西医院眉山医院（眉山市人民医院）放射科主任，主任医师，西南医科大学兼职教授，四川省医学会第九届放射专委会委员，第五届四川省医师协会放射分会委员，四川省医学会第三届介入放射专委会委员，眉山市医学会放射医学专委会主任委员，眉山市第四届政协委员。

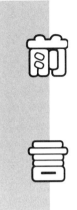

前言

　　数字化 X 线成像作为目前基础、必要的影像学检查手段，常常用于健康体检、疾病筛查、疗效的监测与评价。X 线设备的灵活性适用于移动医疗，影像科或野外的危、急、重症患者的救治。在抗击新冠肺炎疫情中，数字 X 线影像发挥了重要的作用。后疫情时代，随着县域基层医疗机构建设的加快推进，数字化 X 线成像设备将逐步在各级基层医疗机构普及。放射科影像技师操作水平不同，造成 X 线图像的质量参差不齐。影像检查结果不能互认，导致重复检查和医疗资源浪费，增加患者的时间与经济成本。设备配置到位，专业人才培养迫在眉睫。用好设备，需要挖掘设备潜能。提升基层医疗机构影像诊治疾病的业务能力与水平，亟须一本实用数字化 X 线成像教程。

　　可视化、AI 等新技术在 X 线机的应用，让传统的 X 线成像技术焕发了生机。但是，传统的体位摆放、人文关怀等方面仍然需要加强。医用 X 线成像过程中，体位摆放是决定成像质量的关键。医患有效沟通，获取患者配合是减少重复检查的重要因素。影像技师的成像理论、影像诊断，以及影像质控等综合技能是影像同质化的重要影响因素。我们本着"影像同质化"助力"影像检查结果互认"编写了《实用数字化 X 线成像技术》一书。该书重点阐述常见问题的处理以及图像质量控制，主要体现实用性。该书的特点是在影像上标注质控要点，有利于基层技师或初学者快速掌握影像质量的评价知识，旨在为广大医学影像技术学生、放射科技师等提供方便快捷的 X 线影像检查指引，推进医学 X 线影像同质化的进程。

　　本书编者来自临床一线，具有多年从事 X 线摄影的工作经验。本书主要收集了四川大学华西医院放射科 X 线摄影中的常见问题，通过多人次集体讨论预防与处理方法，历经两年整理汇集而成。由于受限于个人能力与水平，书中差错在所难免，敬请批评指正。

第一章 总 论

第一节 数字X线摄影概述

一、数字X线摄影的原理与临床应用

(一)数字X线摄影的原理

X线最早应用于医学领域是通过X线摄影实现的。X线影像可反映人体的内部解剖结构，向临床提供丰富的生理及病理信息，是临床医师进一步诊断及治疗疾病的重要依据。

X线成像系统包括X线源、受检体和影像接收器。成像过程是X线源发出的X线经过受检体衰减后到达影像接收器，衰减信号经过处理后形成X线影像，最终经人眼阅读形成视觉影像。由于影像接收器不同，X线检查的信息转换过程也不相同。常见的影像接收器有荧光屏、影像增强器、增感屏－胶片系统、成像板（IP）以及数字X线探测器。

数字X线摄影系统将携带受检体信息的调制X线经探测器转换为像素数据信号，进一步处理形成数字影像。其数据处理与分析功能相对于传统X线成像系统更为强大，成像时间更快，辐射剂量更低，图像动态范围更大且便于存储和打印，目前已在临床上广泛应用

(二)数字X线摄影的临床应用

数字X线摄影在临床上应用广泛。除进行常见的头面部、胸腹部、躯干部、肢体部等多系统成像外，还进行乳腺钼靶摄影、全景摄影、体层摄影等特殊成像。此外，乳腺导管造影、X线下乳腺钩针定位、静脉肾盂造影、尿路造影、胃肠道造影等侵入性检查也得到了成熟的应用。在固定式数字X线摄影系统逐步完善的过程中，床旁摄影以及车载摄影等移动数字X线摄影系统也得到了进一步发展。

数字X线摄影在临床上没有绝对禁忌证，但由于数字X线摄影的成像源依旧具有电离辐射，因此不建议孕妇行数字X线摄影。

二、X线摄影检查流程

数字X线摄影应同时符合患者的主诉、临床医师的需求与放射科工作人员的规范执行三个要求。以下为推荐执行的常规检查流程，供参考（图1-1-1）。

1. 患者遵医嘱办理相关手续后可获取纸质导诊单或移动端电子识别码。

2. 患者预约检查时间及地点，并提前获取具有患者信息及检查信息的检查单（一式两联）。

3. 患者按检查单上指定的时间至相应检查室报到，等候检查。

4. 造影或增强检查的患者需提前签署检查知情同意书，确定无禁忌证及过敏史。乳腺导管造影需由家属陪同至相应检查室等候检查。

5. 患者候诊时请按照检查注意事项做好检查前准备。

6. 完成检查后患者凭检查单（患者自留联）领取胶片及报告，或通过移动端查看云胶片及电子报告。

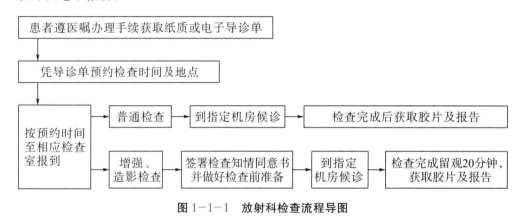

图1-1-1　放射科检查流程导图

三、患者须知

数字X线摄影依据临床医嘱实施，在检查前需要确认患者的基本信息和检查信息，并依据检查项目对患者（或陪同家属）进行必要的检查前告知，取得患者的理解与配合后再执行检查。

1. 实名制就诊检查。为了患者生命健康与个人诚信，医院实行实名制就诊。患者须持本人就诊卡实名就诊，避免信息不符造成的误诊和漏诊。

2. 检查前准备。为保证数字X线摄影顺利进行，X线图像质量符合诊断与临床需要，患者须在检查前做好相应准备：

（1）患者尽量穿着简便宽松的衣物，并提前去除受检部位可能产生伪影的物品。

（2）胸腹部等部位检查前，患者需进行必要的呼吸-屏气训练。

（3）行对比增强或造影检查前，患者需仔细阅读并签署检查知情同意书，提前建立静脉通道。

（4）消化道钡餐检查前，患者应按预约要求提前做好肠道准备。

3. 辐射防护。由于X线具有电离辐射，患者应提前知晓X线的危害性，同时了解正确的辐射防护措施：

（1）敏感器官和敏感人群为 X 线辐射防护的重点。人体对 X 线敏感的器官包括性腺、甲状腺、乳腺，敏感人群包括婴幼儿、儿童、备孕及妊娠期的女性患者。

（2）为避免电离辐射对胎儿造成不良影响，备孕期或已怀孕妇女非特殊需要不宜进行数字 X 线摄影，特别是下腹部及盆腔的数字 X 线摄影。若特殊情况下孕妇必须行数字 X 线摄影检查，则患者及家属需在检查前签署知情同意书。

（3）X 线摄影室均有工作信号灯，红灯亮时提示 X 线曝光中，此时不得进入检查室，以免误受电离辐射。

（4）检查室中配备齐全的辐射防护装备，请患者根据自身需求取用。

4. 患者安全。为了检查过程中的安全，患者应遵循检查医生或技师的指令。在检查床停止移动后才可上下，注意防范坠床及滑倒等。急危重症患者的影像检查，需要患者家属及临床医师协同参与完成。不合作患者（如婴幼儿、醉酒或者躁动不安者等）需先给予镇静之后再行检查。

5. 个人隐私及财产安全。为保证患者个人信息与病历资料等隐私安全，检查室内应禁止摄像、拍照、录音等。此外，由于数字 X 线摄影检查室为公共场所，请患者及家属妥善保管随身贵重物品。

四、数字 X 线摄影技师职责

（一）患者信息登记

数字 X 线摄影技师应严格按照临床医嘱执行数字 X 线摄影检查项目，检查前仔细核对患者基本信息和检查信息。技师进行患者核对时应至少使用两种标识确认患者身份，检查信息查对内容包括检查部位、组合体位以及病史的确认。口头查对内容包括姓名、性别、年龄、床号或病房号、ID 号等。

（二）检查前准备

1. 机房准备。在日常工作开始之前，技师需确认机房消毒完毕，室内设备陈列整洁；检查防护用品是否齐全，非检查必需的物品不能堆放在检查间。

2. 设备准备。按正确顺序开机，确认设备在正式用于患者检查前保持性能稳定。当设备发生故障时进行常规排查或联系工程师维修，并及时分流预约患者。

3. 患者准备。技师应嘱咐待检患者在检查前去除受检范围内的所有金属，以及可能造成图像伪影的异物，如发夹、假发、护膝、皮带、拉链、磁疗内裤、带金属的内衣、金属饰物、膏药、敷料等。胸腹部检查前，技师针对病变部位及检查类型对患者进行呼吸－屏气训练。

（三）摄影体位设计

1. 常规摄影。严格执行医嘱，检查体位应显示出符合诊断要求的解剖结构影像，给临床提供可靠的影像学诊断依据和医疗过程中病情转归的证据。

2. 组合摄影。真实再现某解剖区域的组织器官分布和空间投影关系，特别是临床重点关注的解剖细节应清楚显示。

3. 功能学摄影。目的是表达人体组织的影像形态学、运动功能学、器官或系统生理学的过程以及病理学变化特征等。基本要求是在保证安全的前提下，所检查的运动功能状态达到患者能达到的最大值。

4. 就势摄影。当病情不允许或不能采取标准体位时，应通过调整设备，重点显示临床关注的兴趣区的关键性结构，并给予备注说明。

（四）摄影参数设计

1. 设定兴趣区范围，包全检查部位，原则如下：

（1）包全病变累及范围。

（2）影像具备可识别和测量的解剖标志。

（3）恰当的 X 线辐射范围。

2. 设定中心线。中心线是摄影方向和入射点的标志，技师应熟知人体体表标志。

（1）依据 X 线投影几何学原理，利用体表标志判定解剖结构的空间位置。例如四肢骨关节摄影，利用皮肤皱褶找到骨关节间隙，中心线从关节面的切线方向射入。

（2）触诊兴趣区的骨性标志，确定可靠的解剖标志点，中心线以骨性标志点为测量标注点。

3. 设置曝光参数。对影像质量而言，曝光参数决定了组织结构的显示状况（透过组织和显示层次）。基本要求是兴趣区的各类型组织均应有适当的密度和对比度。组织密度较接近的器官或结构显示出可辨的影像层次，影像噪声较小，不影响疾病诊断。例如，胸部正位摄影时，心后区应显示出下肺的肺纹理。胸部侧位摄影时，前后纵隔区不能出现过度黑化区域。

（五）影像预览及图像质量控制

曝光结束后，技师应立即查阅实时显示的影像，重点查看以下四点。

1. 摄影位置规范。数字 X 线摄影所获影像为摄影部位的几何投影，此影像应正确体现摄影部位的解剖关系，并尽量减少失真。

2. 曝光条件适当。针对患者不同的生理、病理情况，分别采用不同的曝光参数，保证兴趣区的受检组织结构和病变能清楚显示。

3. 兴趣区显示。照射野适当，兴趣区内无明显伪影干扰。

4. 符合临床要求。查看影像的解剖结构是否符合临床及影像学诊断要求。

（六）图像后处理

图像后处理是技师利用本机整合的软件功能，有目的地提取诊断所关注的影像信息。

1. 利用直方图和 LUT 曲线恰当匹配，调整影像层次与反差，保证显示的影像信息量最大化。

2. 利用影像细节重构和降噪功能，重点显示病灶。

3. 适当裁剪，并对图像进行正确的标记。

4. 打印图像。打印的基本方法包括分格打印、真实打印、放大打印等。

（1）分格打印的原则是所有影像的放大率保持一致，左右对比的影像对称性良好。

（2）真实打印的原则是 100％打印，带有测量标尺。

（3）放大打印的原则是在保证图像不失真的情况下进行放大。

第二节 患者安全及辐射防护

一、常见安全隐患及处理方式

保障患者安全是放射科检查的前提和重要环节，数字 X 线摄影中常见的安全隐患及处理方式如下：

1. 患者信息不符。常见于技师疏忽或患者冒用他人证件进行影像检查，导致录入信息与受检者真实信息不符。为避免类似差错发生，技师在检查前严格执行查对制度。如患者信息与实际情况不匹配，可让患者出示相关证件证实身份。

2. 意识不清或危重患者检查安全。提前判断患者是否有自主意识配合检查，当患者自主意识不清但仍需要检查时，应由申请此项检查的相关医护人员及该患者家属一起配合，协作完成检查。

3. 上下检查床安全。需主动搀扶行动不便的患者上下检查床。

4. 患者搬运安全。搬动外伤、骨折、脊髓损伤的制动患者时，应由家属、技师、运输人员等在临床医师的指导下，共同将患者平移到检查床上，避免二次损伤。

5. 术后患者检查安全。体位改变时会增加摔倒、坠床等风险。

（1）若患者能独立接受检查，应嘱咐患者握紧设备上的专用扶手。

（2）若患者不能独立接受检查，嘱咐患者握紧设备上的专用扶手，同时由家属陪同检查。

（3）若患者不能进行站立位摄片，则应选择坐位、卧位等体位替代，并且随时观察患者自身情况。

6. 婴幼儿患者检查。针对不能配合体位设计的婴幼儿患者，采用"一哄二睡三吃药"的策略：

（1）"一哄"是指对能理解的儿童，耐心讲解并让其观摩检查流程，争取消除其恐惧心理，在患儿配合最佳时摄影。

（2）"二睡"是指对婴幼儿以及完全不配合的患儿，可以让患儿睡平稳后，及时进行拍摄。定位时，照明光束不能对准眼睛，避免强光刺激，惊醒患儿，同时在不影响观察患儿情况的前提下，适当调暗检查室的照明灯再进行相应检查。

（3）"三吃药"是指在前两种方法均无效的情况下，可与临床医师沟通，建议对患儿实施镇静，待其熟睡后，再进行检查。

7. 患者隐私保护。

（1）检查区域设立专用更衣间，以便患者检查前做好更衣准备。

（2）患者进入检查室后及时关闭机房铅门。

（3）对特殊检查患者，如乳腺摄影、子宫输卵管造影、静脉肾盂造影患者，在铅玻璃观察窗上使用窗帘遮挡。

（4）对特殊部位的检查，应在检查部位局部使用一次性消毒巾遮盖。

（5）涉及异性患者隐私部位的检查，必须有家属陪护或与患者同性的医务人员在场。

8. 对比剂急性不良反应。对比剂急性不良反应是指注射对比剂后 1 小时内发生的不良反应。对比剂急性不良反应的预防及应对措施如下：

（1）在执行对比增强检查或造影检查之前，询问患者是否有药物过敏史、甲状腺功能亢进（甲亢）、哮喘等禁忌证。要求患者与家属仔细阅读并签署知情同意书。

（2）检查结束后，嘱患者等待观察 20 分钟，无不良反应再离开检查区。

（3）当患者出现不同程度的对比剂不良反应时，检查技师应积极采取应对措施，具体流程请参考第九章特殊检查中对比剂的分类与应用。

（4）技师应做好解释、沟通工作，取得患者与家属的理解和配合。

（5）对患者进行电话随访、健康指导。

9. 患者抢救。放射科工作人员发现患者突然意外发生心脏骤停、过敏性休克、疾病突发而危及生命等危急情况时，应迅速评估病情，及时开展急救，同时拨打急诊科电话，如为住院患者，应同时通知患者原收治病区。迅速将患者放置于平卧位，保持气道通畅，吸氧，建立静脉通道，密切观察生命体征变化。对心跳、呼吸骤停患者须立即采取胸外按压等初步复苏急救措施，并根据具体情况，静脉注射肾上腺素 1mg，每 3 分钟重复一次。急救人员到达现场后，根据患者情况协助急救人员给予急救药品及基础生命支持。陪同转运患者至急诊科或相关临床科室行进一步生命支持。做好抢救记录，并上报不良事件。

二、X 线辐射防护原则和措施

（一）X 线辐射防护原则

当 X 线照射到生物机体时会产生电离和激发作用，使细胞受到抑制和破坏，并造成机体不同程度的生理及病理改变。因此，在数字 X 线摄影检查中，应严格遵循 X 线设备的使用原则，并对受检者进行正确的防护。

辐射防护的基本原则有三点：实践正当化、防护最优化、个人剂量限制。外照射的防护措施包括时间防护、距离防护、屏蔽防护。在实际临床工作中，辐射防护的内容主要分为四点：场所防护、个人防护、防护评价和防护管理制度。

个人防护应包括对受检者和医务人员自身的防护。数字 X 线摄影机房应配备齐全且合格的个人防护用品（铅衣、铅围裙、铅帽、铅围脖、铅眼镜等）和辅助防护设施（可移动屏蔽体、铅屏风等），铅当量不低于 0.25mm。

（二）X线辐射防护措施

1. 技师应对 X 线检查的适应证与合理性进行评价，确定适当的检查方法。在获得相同诊断效果的前提下，根据受检者具体情况制定照射条件，合理使用 X 线检查，减少不必要的照射。

2. 在检查机房、放射科检查候诊区等的醒目处张贴正确的辐射防护相关宣传画报。

3. 为患者做好非照射部位、敏感器官的防护，尤其是婴幼儿和育龄期妇女。若由于患者意识不清或体位受限需要家属陪同，应征得家属同意并为其做好防护。

4. 原则上所有患者均应做好防护，对主动提出防护要求的患者更应尽量满足，若患者要求防护部位与受检部位有冲突，应告知患者并解释原因，由患者自行取舍。

5. 若因病情确诊需要，婴幼儿、怀孕妇女、哺乳期妇女等人群必须行 X 线检查时，应与患者及家属说明 X 线检查可能带来的危害，并嘱患者及家属签署知情同意书（婴幼儿由监护人签署）。

6. 检查准备工作完成后，疏散检查室内的无关人员，关闭铅门后，再行曝光。

7. 尽量缩短患者受照射时间，减少曝光次数，在图像质量满足诊断需求的情况下采用低剂量摄影方案。

8. 放射科工作人员必须按规定正确佩戴个人剂量仪，并定期更换。尽量隔室操作，否则运用防护用品和辅助防护设施。

第三节　数字 X 线摄影机房管理

一、设备维护与质检

（一）日常保养与维护

1. 环境包括温度保持与湿度保持两个方面。温度保持是指将环境温度保持在 20～24℃，温度变化每小时不超过 5℃，当外界温度<0℃或>35℃时，建议夜间机房不必关闭空调。湿度保持是指将房间相对湿度保持在 40%～60%，湿度过高或过低，都会导致图像伪影或图像质量降低，严重时损坏设备。

2. 清洁与消毒包括地面清洁与外罩清洁、床垫消毒三个方面。地面清洁是指减少地面灰尘，防止异物溅入机器内部，注意机架和床下有无泄漏物。外罩清洁是指用中性清洁剂擦抹床体及外罩污物。床垫消毒是指用标准的消毒剂擦洗消毒，过程中应防止液体溅入设备内部，有介入穿刺的房间还需要定期的空气消毒与通风。

3. 操作台电缆及特别处理。电脑显示器、键盘、鼠标等的各线路电缆需定期检查，应特别注意与防范鼠害。特别处理主要针对患者的呕吐物、血液或尿液等体液分泌物，防止其进入机器内部，腐蚀设备接口或造成线路短路。

（二）定期保养与维护

大型设备都是高度精密仪器，需要定期保养和调试。定期保养是对机器整体做系统检查，有利于消除故障隐患，降低设备故障率，保证开机率，有利于稳定图像质量，防止或减少硬件所致图像伪影，有利于延长机器使用寿命，增加设备使用率。

质量就是生命，仪器质量也是可靠诊断的基础。由于大型医疗设备使用周期长，完善大型医疗设备定期性能检测，就可延长大型医疗设备使用寿命，提高工作效率，从而提高诊断质量，切实保障医疗质量。

对于加强大型医疗设备性能检测，卫生部令第 46 号《放射诊疗管理规定》有具体要求：①大型医疗设备在配置以后，经过长期使用其性能质量可能下降，应该加强其设备性能检测与影像质量检查，方能保障日常工作质量；②卫生行政部门可以委托监督部门或相应行业机构进行日常的相关检查。

二、医院感染防控

1. 放射科应成立院内交叉感染管理控制小组，根据国家相关规定和医院感染要求制定完善的防控措施，落实首诊负责制，并做好日常监督和评测工作。院内交叉感染管理控制小组定期对科室医务人员进行感染控制相关知识培训和考核。

2. 检查设备布局合理与否对医院感染的预防至关重要。医院感染防控对环境、设备与布局都有特殊的要求，如介入导管室要有患者通道、医护人员通道、无菌物品通道、污物通道，发热患者专用检查室要有患者通道、医护人员通道等。

3. 患者分类检查。同类感染患者相对集中机房检查，感染患者与非感染患者分机房检查，特殊感染患者单独专机检查。

4. 检查室及设备定期进行消毒与灭菌处理。检查和诊疗过程中接触传染病患者的工作人员要切实做好隔离、消毒、灭菌工作，严格执行无菌技术操作。

5. 医护人员做好个人防护，穿戴个人防护装备（衣、帽、鞋、手套、口罩），按要求严格执行手卫生。一方面防止将病菌或病毒传给患者及家属，另一方面防止患者的病菌或病毒传给医院工作人员。

6. 检查室内产生的垃圾废物严格按要求分类，各种诊疗用品使用后按医院感染管理要求进行回收处理。

7. 如发现患者存在传染病影像学阳性征象，应立即启动应急预案，采取消毒、隔离等措施。协助相关部门寻找传染病来源与途径，采取相应措施，防止传染病传播。

8. 放射科检查治疗前开展特殊病房监测（如感染科、烧伤科、泌尿科病房以及手术室、监护室等）、菌株抗药性监测、清洁卫生工作监测、传染源监测，采取有针对性的、及时有效的预防措施。

9. 改善医院工作人员的卫生与健康条件，提高医院工作人员的免疫力。所有医院工作人员均应定期进行健康检查，有不适或疑为传染病，应立即报告，以采取相应措施，并根据需要注射有关疫苗，必要时还可进行被动免疫或药物预防。

第四节　X线摄影发展史

一、数字 X 线摄影的形成与发展

1895 年 11 月，德国物理学家威尔姆·康拉德·伦琴（Wilhelm Conrad Rontgen）在阴极射线的研究中发现了 X 线。进一步的研究发现 X 线具有穿透物质和使荧光屏产生荧光的特性，当 X 线穿过手掌后，在荧光屏上肌肉明亮，骨骼呈黑影。伦琴于 1896 年 1 月 23 日将其正式公布于世，由于对该射线知之甚少及其神秘的特性，伦琴将这种射线命名为 X 线，伦琴本人也因这项重大发现在 1901 年获得诺贝尔物理学奖。由于是伦琴率先发现 X 线，X 线也被称为伦琴射线。

X 线由于其独有的性质从发现之初就被应用于医学成像并逐步发展至今。起初，传统 X 线摄影成像是在 X 光机产生的 X 线穿过人体后使用摄影胶片记录 X 线影像。增感屏的应用进一步提升了图像的清晰度，曝光之后的胶片经过显影定影等化学处理后可生成可视影像，医师通常在观片灯箱上观察影像并做出诊断。由于这种增感屏－胶片系统的图像质量较为优秀、X 线摄影成像流程完善，在很长的一段时间内，其是主要的 X 线摄影成像模式。

随着电子技术、材料技术、制造工艺以及高清晰度显示技术的不断进步，从传统 X 线摄影成像发展出了数字 X 线摄影（Digital Radiography，DR）成像技术。1986 年在布鲁塞尔召开的第 15 届国际放射学会上学者首次提出了数字 X 线摄影的物理概念及临床应用情况报告。1995 年的北美放射学年会上报道的硒材料直接转换静态影像平板 X 线探测器进一步推动了 DR 成像技术的迅速发展。与传统 X 线摄影成像不同，DR 成像技术在 X 线通过人体后，经过 X 线探测器采集和计算机系统处理，可在数秒内快速呈现 X 线影像，是数字化的成像过程。

DR 成像技术的发展使得 X 线影像诊断不再依赖胶片，大大提高了工作效率和缩短了成像流程。全数字化成像也使图像后处理技术得到广泛应用，可通过后处理得到具有适当密度、对比度更优秀的图像，大大降低了废片率，减少了患者所受的辐射，并且使得 X 线影像的数字化存储和传输成为可能。

二、X 线摄影技术新发展

（一）双能量减影 X 线摄影

平板探测器的进步促进数字 X 线摄影的发展，产生了优异的双能量减影（Dual-energy Subtraction）成像方法。早期关于双能量减影的研究大多集中在肺结节的检测上，随着双能量减影和数字 X 线摄影的不断进步和完善，双能量减影已逐步推广到其他部位应用。双能量减影可去除软组织影的重叠，更清晰地显示脊柱、髋关节、足、鼻咽部、胸部等部位的病变，但目前仍在胸部的 X 线摄影检查中应用较多。

物质对不同能量 X 线的衰减有所差异。由于线性衰减系数与 X 线能量有关，使用两种不同能量的 X 线照射同一物质可产生两种线性衰减系数。不同的物质，线性衰减系数各不相同，利用这个原理可以进行物质的分解。X 线能量较高（>100kVp）时，康普顿散射占优势，骨和软组织对 X 线的衰减差异较小。而 X 线能量较低时，光电效应占优势，骨和软组织对 X 线的衰减差异增大。原子序数较高元素的组织（如含有大量钙的骨），在较低能量的 X 线束照射下具有较高的衰减系数（吸收更多的光子）。相比软组织，这种效应对含钙组织更明显，因此含有钙（包括骨）的结构可以从图像中移除，仅留下软组织。

目前主要有两种类型的双能量减影 X 线摄影：单次曝光减影法和两次曝光减影法。单次曝光减影法是将薄的铜过滤板夹在两个荧光板之间，穿过人体的 X 线束到达第一个荧光板产生包含骨骼和软组织的普通胸片。而后 X 线束经过铜过滤板的过滤剩下的高能 X 线光子到达第二个荧光板，由于高能量和低光子计数，在第二个荧光板上产生的图像具有更低的骨对比度，也比第一个荧光板上的正常图像噪声更大。为了生成骨骼图像，第二个荧光板上高能图像的信号被增强，直到软组织的信号强度达到第一个荧光板上低能图像的强度。然后通过两幅图像的加权减法消除软组织信号，只留下骨骼和钙化结构可见（骨图像）。为了生成软组织图像，调整第二个荧光板上高能图像的信号，使两个板上的骨骼信号强度相等，加权减法这些图像再次产生软组织图像。

两次曝光减影法是通过对同一部位进行两次曝光产生高能和低能两种 X 线图像。该系统使用平板探测器，与荧光板相比，具有更好的量子探测效率。探测器在两个不同的能级连续曝光两次（通常是 120kV 和 60kV），产生两个 X 线片并进行加权减法。使用高敏感度的数字探测器可获得很好的图像质量，图像具有很高的对比度和较低的噪声。此外，与单次曝光减影法相比，两幅图像的能量谱能更好地分离，从而可使减影效果更优异。但两次连续曝光之间 150~200 毫秒的时间间隔使图像容易受到心脏、呼吸和肌肉运动伪影的影响。且由于多进行了一次曝光，辐射剂量略有增大。

最初双能量减影 X 线摄影主要应用于消除胸部重叠的骨骼以提高对肺部疾病的诊断能力，可以更好地显示结节、骨病变、血管疾病、胸膜疾病、纵隔和肺门肿块、气管和气道异常、复杂的胸部疾病和留置设备。最明显的优势是提升了对肺结节的检测能力，这对于原发性肺癌和血源性肺转移是十分重要的。同样，在消除骨骼后，微小的良性病变也会显示得更清晰。双能量减影 X 线摄影也能改善弥漫性肺部疾病的局灶性特征和病变分布的显示，有助于不同类型的鉴别诊断，可连续地显示中央气管及支气管分支，增强对支气管狭窄和纵隔肿块的识别。

肺部钙化结节最常见于良性病变，如肉芽肿、错构瘤和疤痕，但在钙化或骨化的原发性肿瘤转移的情况下也可出现。除了消除叠加骨，双能量减影 X 线摄影对于钙化的检测也十分敏感。钙化淋巴结常见于肺门或纵隔部位，双能量减影 X 线摄影有助于检测钙化淋巴结。由于可产生骨骼图像，双能量减影 X 线摄影比常规 X 线摄影更容易检测骨骼疾病，提升对骨转移、原发性骨肿瘤、肋骨骨折、肋骨糜烂以及术后改变的诊断能力。此外，双能量减影 X 线摄影也可用于异物识别，对金属异物、硅或塑料的异物都十分敏感。

（二）数字乳腺 X 线摄影成像

乳腺癌是女性最常见的癌症。乳腺癌的早期诊断在降低死亡率和改善预后等方面起着主导作用，许多国家都会对适龄女性进行筛查。乳腺 X 线摄影（Mammography）成像筛查乳腺癌的目的是在疾病早期、可治愈的阶段发现乳腺癌。

大量 20 世纪六七十年代的随机临床试验证明了乳腺 X 线摄影的早期筛查可以降低女性乳腺癌死亡率，是筛查乳腺癌的一种成本较低、速度较快的检查。早期传统的乳腺 X 线摄影成像采用钨靶 X 线球管产生 X 线，影像的软组织对比度不高。乳腺主要由脂肪和腺体构成，密度差异非常小，对 X 线的吸收差异不明显，采用钨靶 X 线摄影不利于乳腺结构的展现以及病变的显示和诊断。早期乳腺 X 线摄影也未采用乳腺压迫装置，易产生运动伪影，图像模糊不清，且受检者所接受的辐射剂量较大。后来专用的乳腺 X 线摄影机器出现，采用钼靶产生 X 线以进行乳腺摄影，管电压在 40kV 以下，X 线波长较长、能量较低，物质与 X 线主要发生光电效应，从而扩大了不同软组织对 X 线的吸收差异，影像的软组织对比度得到显著提升。乳腺压迫装置和增感屏－胶片系统的结合应用，使得乳腺 X 线摄影的图像质量更高，受检者所受辐射剂量更小。2000 年，率先在美国被批准临床应用的全视野数字乳腺 X 线摄影（Full Field Digital Mammography，FFDM）由于提高了效率、吞吐量和数字信息管理能力，几乎全面取代了增感屏－胶片系统的乳腺 X 线摄影。

1. 全视野数字乳腺 X 线摄影

全视野数字乳腺 X 线摄影相对于增感屏－胶片系统的乳腺 X 线摄影的一个决定性优点：在非常大的剂量范围内，照射剂量与信号强度之间呈线性关系。相比之下，增感屏－胶片系统的乳腺 X 线摄影仅在非常窄的剂量范围内具有线性对比度。因此，在致密腺体实质的情况下，增感屏－胶片系统的乳腺 X 线摄影的灵敏度显著降低，由于对比度降低，在致密腺体实质的区域中不易检测到离散的微钙化或致密结构。虽然在一般情况下，数字乳腺 X 线摄影的诊断准确性与薄膜屏乳腺 X 线摄影相似，但数字乳腺 X 线摄影在年轻女性中可能具有特定的优势，因为在致密实质区域可以选择性地增强图像对比度。出于同样的原因，胶片处理中的错误曝光或干扰也会导致灵敏度的降低。全视野数字乳腺 X 线摄影照射剂量的波动可以通过数字感受器的线性灵敏度来补偿，并且消除了胶片处理的干扰。

全视野数字乳腺 X 线摄影的第二个主要优点是可以进行有针对性的图像后处理。在增感屏－胶片系统的乳腺 X 线摄影中，不能对已拍摄的图像进行后续优化，而在全视野数字乳腺 X 线摄影中，感兴趣区域的显示可以随后有针对性地优化。密集的腺体区域可以通过特殊的窗口选择以高对比度显示，而精细的微钙化可以通过适当的过滤方法更清楚地显示出来。

此外，将数字成像引入乳腺 X 线摄影具有重要的工作流程意义。集成的数字系统摆脱了胶片盒式磁带的处理，允许更大的患者吞吐量并让技术人员能将精力更多地集中在患者身上。例如在介入手术中，如术前导航定位采用更快的集成数字系统，则可以省略胶片显像的每一步程序。数字图像可以自动传输、存储和检索，而不需要人为手动处理，降低了患者影像丢失及张冠李戴的风险，并且数字图像可以同时由几个不同的医师观看。

数字乳腺 X 线摄影的发展也使计算机辅助诊断（Computer－aided Diagnosis，CAD）可以更容易地集成到影像工作流程中。计算机辅助诊断是指使用计算机辅助图像分析方法作为诊断辅助。计算机辅助诊断这一概念在乳腺 X 线摄影中已经存在了 50 多年，影像中的可疑区域由计算机自动记录，并将结果提供给诊断医师。一些临床研究表明，使用计算机辅助诊断可以检测到更多和更小的癌症。计算机辅助诊断的性能将随医师的诊断经验而变化，而进行计算机辅助诊断的规范培训也能提高诊断能力。

2. 对比增强数字乳腺 X 线摄影

虽然全视野数字乳腺 X 线摄影具有优越的对比度分辨率，但在癌症检测的敏感性方面，全视野数字乳腺 X 线摄影并不比增感屏－胶片系统的乳腺 X 线摄影更有意义。美国和挪威的大型临床研究显示，全视野数字乳腺 X 线摄影并没有带来整体的敏感性提高。而对比增强数字乳腺 X 线摄影（Contrast－enhanced Digital Mammography，CEDM）将双能量减影技术与全视野数字乳腺 X 线摄影相结合，与动态增强 MRI 类似。对比增强数字乳腺 X 线摄影利用肿瘤血管生成来检测乳腺癌，具有使用对比增强以增加癌症检测的优势。

由于需要使用碘对比剂，在进行该检查前，需要对患者例行筛查是否有碘对比剂过敏史。所有绝经前妇女都应接受是否怀孕的筛查。通常使用浓度在 300～370mgI/mL 之间的低渗碘对比剂，对比剂剂量约为 1.5mL/kg，使用注射器以 2～3mL/s 的速率注射。根据先前研究中显示的乳腺癌的可视期，建议在对比剂注射后至少 2 分钟，等待对比剂在乳腺组织扩散后再获取图像。在乳腺压迫固定好后需采集相同投影的低能（28～32kVp）和高能（45～49kVp）图像。为了进一步增加两幅图像之间的能量差异，高能 X 线光束通常用铜过滤，低能 X 线光束通常用钼过滤。对比增强数字乳腺 X 线摄影的后处理通过从高能图像中减去低能图像，具有提高含碘血管能见度和增强高血管密度病变的效果，同时消除了背景组织的干扰。在对比增强数字乳腺 X 线摄影之后，需要观察患者是否有不良反应，尤其需要关注首次注射碘对比剂的患者。

对比增强数字乳腺 X 线摄影可用于乳腺癌高危妇女的筛查。单靠乳腺 X 线摄影不能有效地筛查终身乳腺癌高风险的妇女，对比增强数字乳腺 X 线摄影使用对比剂对比强化，且由于双能量减影成像不受乳房密度的影响，可显著提高乳腺癌的可见度，而传统数字乳腺 X 线摄影在致密乳房成像方面的表现相对较差。对比增强数字乳腺 X 线摄影也可进一步评估筛查或检测异常患者。当被用作乳腺 X 线摄影标准检查的辅助工具时，对比增强数字乳腺 X 线摄影被证明能显著提高诊断敏感性。无论乳腺病变最初是筛查还是临床上检测到的，对比增强数字乳腺 X 线摄影可以作为一种有价值的辅助手段，进一步评估病变是良性还是可疑的乳腺病变（BI－RADS 类别 3～5）。对比增强数字乳腺 X 线摄影可用于确定新诊断乳腺癌的发病程度。动态增强 MRI 被广泛应用于乳腺癌的术前评估中，在确定疾病程度和肿瘤大小以及检测额外病变方面，已被证明比乳腺 X 线摄影和乳腺超声更敏感。而大量研究表明，对比增强数字乳腺 X 线摄影在评估原发性乳腺癌和疾病程度方面具有与动态增强 MRI 相当的性能。对比增强数字乳腺 X

线摄影可作为动态增强 MRI 的一种可靠、成本效益高的替代方法用于评估乳腺癌的疾病程度。此外，对比增强数字乳腺 X 线摄影还可用于评估新辅助疗法的疗效。术后对比增强数字乳腺 X 线摄影与病理的相关性优于术后 MRI。

对比增强数字乳腺 X 线摄影也有一些缺点。由于需要采集两幅图像（低能图像和高能图像），因此与全视野数字乳腺 X 线摄影相比，辐射剂量更大。使用碘对比剂会增加对比剂过敏反应的风险。此外，鉴于其较小的照射野，对比增强数字乳腺 X 线摄影与 MRI 相比，对于已知乳腺癌患者的胸壁侵犯、内乳转移以及潜在的腋窝淋巴结疾病的检测性能可能较低。

3. 数字乳腺断层融合摄影

传统数字乳腺 X 线摄影由于组织重叠会限制病变的可见性（重叠效应），并且牢固压迫还可能导致病变特征扭曲。致密乳房中癌性组织和非癌性组织之间固有的低 X 线衰减差异可能进一步导致乳腺 X 线摄影中较差的对比度分辨率。2011 年，美国批准了第一个数字乳腺断层融合摄影（Digital Breast Tomosynthesis，DBT）系统，一种伪三维 X 线成像技术被纳入临床用于乳房成像。数字乳腺断层融合摄影不仅可以大大消除组织重叠效应，而且还可以降低筛查时的召回率，改善病变能见度，增强癌症检测性能，提高诊断准确性，提高患者舒适度。

数字乳腺断层融合摄影是通过 X 线球管旋转过一个弧形，在乳房的不同角度拍摄照片，然后通过软件程序对每次移动 X 线球管所获得的数字乳腺图像进行处理，以获得三维的乳腺断层融合图像。一般来说，X 线管运动角度范围越大，层析信息越多，并产生越好的层面分离和垂直（z 轴）分辨率。数字乳腺断层融合摄影产生乳房的伪三维图像，可减少正常乳腺实质重叠的干扰，并通过在不同角度的多个投影上获取图像，堆叠的图像提供定位信息和改进的病变特征来改善病变的显著性。

乳腺中被放射性纤维腺组织包围且不含钙化的肿块往往很难在全视野数字乳腺 X 线摄影中发现。由于重叠效应，周围组织易与病变混淆，限制了肿块的可见性，也可能掩盖病变的不规则轮廓。数字乳腺断层融合摄影具有消除结构噪声引起的混杂信息的潜力，可以提高肿块的可见度，即使对比度分辨率较低，数字乳腺断层融合摄影也能检测到大于 8mm 的肿块。此外，数字乳腺断层融合摄影对于肿块大小的评估也明显优于全视野数字乳腺 X 线摄影。结构扭曲是一种微小的乳房 X 线检查特征，可能是乳腺癌的早期表现，对恶性肿瘤的阳性预测值约为 75%，是乳腺 X 线摄影中最常见的漏检异常。由于其固有的三维性质，数字乳腺断层融合摄影提高了乳腺结构扭曲的可见性。乳腺中圆形和椭圆形的钙化往往为良性，而线性和分支状钙化往往是恶性病变的指标。与全视野数字乳腺 X 线摄影相比，数字乳腺断层融合摄影对钙化的检测能力较差。虽然钙化及其形态在数字乳腺断层融合摄影图像中可见，但钙化特征和形态的信息会有遗失。数字乳腺断层融合摄影的检测器和重建噪声也会影响微钙化的可视化。此外，数字乳腺断层融合摄影也具有辐射剂量和成本的局限性。与全视野数字乳腺 X 线摄影相比，数字乳腺断层融合摄影的辐射剂量更大且生成更多图像，增加了检查时间及成本。

(三) 图像拼接技术

随着影像成像技术水平的不断提高，数字 X 线摄影的应用逐步增多，其功能也逐渐增多。其中，数字 X 线摄影图像拼接技术在近几年有了很大的发展，它主要应用于骨关节系统疾病。在脊柱侧弯矫正，腰椎间盘置换，下肢畸形矫正，人工膝关节、髋关节置换等方面，数字全景拼接技术可提供更广泛的影像观察信息，能使临床医师对病变整体的状态和局部的细节有更可靠、更准确的资料。这对于术前诊断与术后评价都有重要意义，深受广大骨科医生的欢迎。

由于 DR 配有自动跟踪功能，它在垂直方向运动中将球管组件和垂直胸片架（包括探测器）同步化，也可以将球管组件和床面同步化，所以 DR 拼接图像的原始图像采集方式有两种：一种是 X 线球管垂直上下移动的同时，DR 平板探测器跟随 X 线球管实现同步移动；另一种是 X 线球管相对静止在一个感兴趣中心位置，当 DR 平板探测器在上下做垂直运动时，X 线球管跟随平板探测器上下转动角度。这两种方式只要有合适的图像拼接软件都可以拼接出效果不错的图像，从而满足临床诊断和治疗的需要。将所得到的图像适当处理，比如调整窗宽、窗位，使图像达到最合适的清晰度及对比度后，在DR 后处理工作站上用图像拼接技术模块进行全景技术拼接，最后得出完整无缝全景影像。

近年来，DR 图像拼接技术的发展更加趋于自动化和智能化。一体化全自动智能拼接 DR 可采用多幅图像局部重叠区域图像配准从而获得图像。在应用 DR 系统期间，采用 X 线对非晶硒进行照射之后，于晶体管阵列上出现与 X 线强度成正比的电荷，随后通过电子设备可做读出处理，通过模数转换以数字信号方式呈现。由于一体化全自动智能拼接 DR 具有操作简便、操作快捷等基本特征，机体对于操作医生的要求明显降低，不会改变球馆焦点距地的位置，可以从上部往下部对曝光次数进行自动分割，为无缝连接拼接部分提供一定的便利。通过一体化全自动智能拼接 DR 对全脊柱疾病进行诊断，不但可使工作效率明显提升，还可使劳动强度降低，达到省时省力的要求。另外，一体化全自动智能拼接 DR 能够获得直观、清晰的图像，可提升拼接的精确度，为肢体长度的测量提供便利，特别是在脊柱侧弯负重位以及双下肢畸形的全景拼接中优势较为明显。

DR 图像拼接技术因为采用分段摄影，减小了影像的失真度与放大率，这些都优于使用专用设备一次成像。而且相对于 CT 其剂量小，密度分辨率高，减少了患者所受辐射剂量，符合"放射实践利益最大化"和"防护最优化"的原则。

第二章 头面部摄影规范

第一节 注意事项

一、临床应用

1. 适应证：头面部外伤、肿瘤、炎症、畸形以及功能异常等。
2. 禁忌证：生命体征不稳者及孕妇等慎做 X 线摄影。

二、检查前准备

1. 观察患者身体情况，如有头面部外伤出血，应及时去清创间处理包扎后方可进行头面部 X 线摄影。
2. 观察患者病情，判断患者是否能配合检查。若患者自主意识差但仍需要检查，应采取相应的措施。如有醉酒等导致意识不清的患者，应待其清醒后进行头面部 X 线摄影。
3. 检查前核对患者姓名、年龄、性别、ID 号是否正确，受检部位与所申请医嘱是否相符。
4. 检查前去除患者头面部不相关的异物，如发夹、橡皮筋、项链、耳钉、可摘义齿、眼镜等，如有发蜡需提前清洗。
5. 做好非照射部位或敏感器官的防护，尤其对小儿和育龄期女性。必要时需有家属在场陪同。若需要家属协助，应同时为家属做好防护并告知其意义。
6. 孕妇因病情需要必须行 X 线摄影时，应给患者、家属等说明可能发生的后果并签署知情同意书。

三、摄影参数

1. 摄影距离：床面摄影的源－像距离常规采用 80～100cm，受检部位尽量靠近探测器。
2. 中心线：中心线通常应垂直于探测器，并对准摄影部位的中心。当兴趣区解剖结构需要避开上下重叠组织或将解剖平面展开时，应采用中心线倾斜摄影。
3. 滤线栅的应用：头颅摄影常规使用活动滤线栅，严格按照滤线栅使用注意事项进行操作。当体位需要使用固定滤线栅时，注意滤线栅平面应与 X 线摄影方向垂直。

栅密度不小于 150 或栅比不低于 10：1，避免产生"摩尔纹"（设备上的感光软件出现的高频干扰条纹）。

4. 曝光条件选择：①常规选用小焦点（1.0～1.2）。②头面部多为骨组织结构且重叠较多，根据头颅的大小和骨质密度选择较高的管电压，保证穿透性。③婴幼儿及不合作者，通常不采用药物镇静，而采用头颅固定，并缩短曝光时间。④常规使用自动曝光控制模式（AEC），注意受检区域应覆盖探测器曝光检测点。个别部位摄影应关闭自动曝光控制键，采用手动曝光，例如鼻骨侧位摄影、头颅凹陷骨折采用的切线位等。常见头面部摄影参数参考成人摄影见表 2-1-1。

表 2-1-1 常见头面部摄影参数（参考成人摄影）

部位	摄影体位	摄影距离（cm）	管电压（kV）	管电流量（mAs）
头颅	后前位	100	75～85	10～20
	侧位	100	70～80	10～20
	颅底侧位	100	65～85	15～25
乳突	许氏位	60	70～80	5～10
	梅氏位	60	75～85	5～15
	斯氏位	60	70～80	5～20
鼻窦	瓦氏位	100	75～85	5～20
	柯氏位	100	75～85	5～20
	侧位	100	70～80	10～20
颞颌关节	侧位	60	70～80	5～10

四、图像质量控制

1. 体位设计依据临床需求，重点显示兴趣区的解剖结构和病变部位细节。依据 X 线摄影国家行业标准实施：①头面部保持稳定和固定，必要时可采用不产生伪影的固定器具进行辅助。②一般选用平静呼吸或平静呼吸下屏气曝光。③头面部摄影依据解剖结构的特点和诊断需求进行多体位组合摄影。

2. 尽量少搬动重症外伤患者，利用设备的可调节性，满足摄影角度需求。摄影时严密观察患者，出现危及患者安全的情况时，立即终止摄影。

3. 曝光结束后应预览图像，并进行针对性后处理。头面部摄影常规 LUT 曲线必须采用骨曲线。①依据解剖结构和影像特点，根据影像质控要求调整密度和对比度。②对兴趣区外的无用区域进行适当裁剪，应依据打印排版的原则，打印胶片标准矩形等，例如按 10 英寸×12 英寸或按 8 英寸×10 英寸范围剪裁，1 英寸＝2.54cm。注意剪裁的影像大小与排版模式匹配，使分格排版的影像基本等大。③放大打印需要给予标准标尺比较。④给予必要的标记（左、右标记）或摄影体位备注（后前位或前后位）。

4. 确认无误后，完成相关检查项。嘱患者离开并告知影像结果获取时间、地点等。

五、头面部摄影常规组合

头面部摄影主要是观察颅骨的整体形态和骨质情况。颅骨前后正位与颅骨后前正位均可。影像主要区别：颅骨前后位较颅骨后前位的眼眶投影更加放大，眶内结构展示更多。

头面部摄影常规采用组合摄影模式，从不同摄影方位显示颅骨整体结构影像。摄影位置组合根据解剖结构和病变的特点在以下摄影体位进行（表2-1-2、表2-1-3）。

表2-1-2 头面部摄影常规体位

体位	影像显示
正位	整体显示颅穹窿部与颅面部正位
侧位	整体显示颅穹窿部与颅面部侧位
汤式位	颅穹窿部前后半轴位（颞骨、顶枕部、枕部）
切线位	颅骨局部损伤（凹陷、包块等）
颅底位	颅前凹、颅中凹、颅后凹的轴面骨结构。

表2-1-3 头面部摄影常规组合模式

病变	体位组合
颅骨破坏、骨质改变、外科矫形	颅穹窿部正位、侧位
颅外伤	颅穹窿部正位、侧位、汤式位
局部损伤（凹陷、包块）	多角度（或多方位）切线位
颅底部骨质破坏（斜坡、棘孔、卵圆孔、破裂孔、枕骨大孔等）	颅底轴位、颅面部侧位
颅底凹陷征	颅底侧位

第二节　颅骨摄影

一、颅骨后前正位

（一）摄影规范

1. 体位：患者俯卧于摄影台上（或采用坐位摄影），两肘弯曲，两手放于身体两侧。踝部下方垫以沙袋，将足稍抬高，可使患者较舒适。头颅正中面对台面中线并垂直于台面（双侧外耳道到台面等距），前额和鼻部紧靠台面，下颌内收使听眦线与台面垂直。探测器上缘超出头颅顶部3cm，下缘包括下颌骨，将鼻根放于探测器中心（图2-2-1）。

婴幼儿摄影时要特别注意固定头颅，适当增加kV值，缩短曝光时间，或选用前后位摄影。

2. 中心线：①对准枕外隆凸。②若重点显示前额和眼眶病变，中心线向足侧倾斜 15°～20°，通过鼻根射入探测器。

3. 优质图像显示。①影像特点：颅穹窿部显示清晰。②体位标准：矢状缝、鼻中隔居中，双侧眼眶外侧壁与颅骨外板等距，两眼眶等大对称。双侧颞骨岩部对侧显示在眼眶内，内听道呈横位管状投影于岩骨上缘的下方。③质量标准：颅穹窿部诸骨结构（颅内、外板，板障血管压迹，额骨，眼眶，蝶骨小翼，眶上裂，内听道，上颌骨，下颌骨等）、骨缝结构（冠状缝、矢状缝、人字缝）显示清晰，窦腔结构（鼻中隔、鼻甲、额窦、上颌窦、筛窦前组）界限可辨，骨小梁结构基本显示，颅骨外软组织影像可见（图 2-2-2）。

4. 临床应用：重点关注颅穹窿部对称性、外伤性骨折、病理性颅骨破坏，以及不能承受前后位摄影的患者。

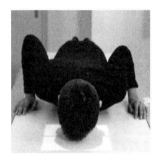 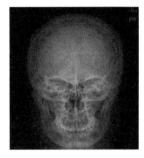 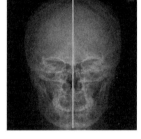

图 2-2-1　颅骨后前正位摄影体位图　　　　图 2-2-2　颅骨正位影像图

(二) 常见问题及解决方案

1. 体位不正：颅骨正中矢状面偏斜，双侧眼眶到颅骨边缘的距离不等，眼眶大小不等，影像不对称。此类情况下，可嘱患者鼻尖贴近床面，纠正体位。

2. 中心线位置不正：①中心线偏向头顶部，影像显示颅穹窿部变大，岩骨上移，与蝶骨小翼、眶上缘等骨质较密处重叠，内耳道被遮蔽，额窦、筛窦与颅底诸骨重叠显示不清。中心线投影点偏上，或耳孔垂线偏下，颅腔影像减小，岩骨下移。②中心线投射点偏向足侧，则颅部减小，眶内岩骨下移。中心线投影点偏下，或耳孔垂线偏上，颅腔影像增大，岩骨上移，内听道被遮盖。额窦筛窦与颅底诸骨重叠显示不清。

3. 体位受限患者摄影：若头颅上仰，听眦线不能垂直于台面，所得影像颅部减小，眶内岩骨下移（图 2-2-3）。可采取以下补救措施：

(1) 倾斜中心线，使听眦线与台面垂直。

(2) 使用不产生伪影的软性垫垫高胸部（如泡沫、病房患者的枕头等），使体位达到标准正位。

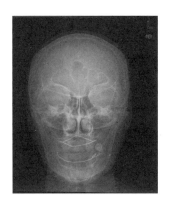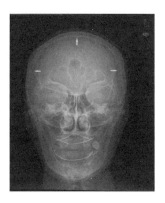

图 2-2-3 头颅上仰，颅穹窿部明显变形

二、颅骨前后正位

（一）摄影规范

1. 体位：患者仰卧于摄影台（或采用坐位摄影），两臂放于身旁，头颅正中面对台面中线并与之垂直。下颌稍内收，使听眦线垂直于台面，两侧外耳孔与台面距离相等。照射野上缘超出头顶3cm，下缘包括下颌骨（图2-2-4）。

2. 中心线：对准眉间中心，与探测器垂直。

3. 优质图像显示。①影像特点：显示与后前正位基本相同，特点是双眼眶较后前正位放大，眶内显示的结构更多。颅骨后前正位对额面部的显示清晰，前后正位对后枕部的显示清晰。②体位标准：矢状缝、鼻中隔居影像之中，两眼眶等大对称，顶部及左、右颞部包括完整且距离颅骨侧缘等距。颞骨岩部投影于两眼眶的下1/2处，双内听道呈横位管状影，内听道开口处可见。③质量标准：颅骨骨板显示清晰，颅骨诸结构界限可辨，软组织影像可见（图2-2-5）。

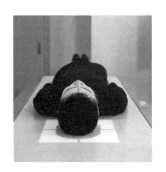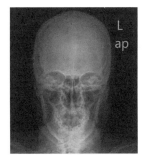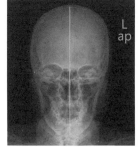

图 2-2-4 颅骨前后正位摄影体位图　　　图 2-2-5 颅骨前后正位影像图

4. 临床应用：适用于意识不清、不能自主固定体位、头面部外伤的患者，不适用于俯卧位，或同时需要检查内听道等部位的患者。

（二）常见问题及解决方案

1. 婴幼儿患者摄影：最好采用前后正位。当固定或稳定体位困难时，可用泡沫置于双侧颞部并适当加压保持体位稳定。

2. 体位受限患者摄影：针对头颅包扎、颈部固定支架、体位性眩晕、不能平卧的患者，可在立式胸片架进行检查。

3. 颅骨骨结构细节显示摄影：颅骨结构以骨结构为主，相应的技术保证措施，包括适当加大kV、适当的照射野、小焦点、后处理技术等，可保证X线穿透较致密的骨组织。颅骨骨结构的细节主要体现在颅骨结构具有适当反差及颅骨内、外板的清晰显示。

三、颅骨俯卧侧位

（一）摄影规范

1. 体位：患者俯卧于摄影台上（或采用坐位摄影），头颅侧转，受检侧紧靠台面，对侧前胸用沙袋垫高，肘部弯曲，用前臂支撑身体。头颅矢状面与台面平行呈完全侧位。瞳间线与台面垂直，曝光区域包全头顶至下颌骨，或将枕外隆凸与眉间的连线中点放于探测器中心（图2-2-6）。

2. 中心线：对准外耳孔前上方各2.5cm处，与台面相垂直。

3. 优质图像显示。①影像特点：显示颅骨标准侧位。除颅穹窿部外，颅面部侧位也是观察重点。基于观察兴趣区的组织结构差异，在曝光条件和后处理方法上有一些差异。②体位标准：头颅基底部呈切线影像，前颅凹为基本重叠的致密线，双眼眶后缘影像基本重叠。中颅凹显示蝶鞍侧位，鞍底部呈双边影，鞍背下斜坡与颞骨岩部重叠。③质量标准：颅骨皮质、骨缝、板障静脉沟压迹、脑回压迹、各窦腔结构等显示清晰，鼻骨影像可见（图2-2-7）。

4. 临床应用：重点关注外伤性骨折，病理性颅骨破坏等。

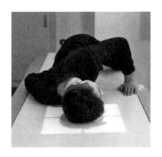 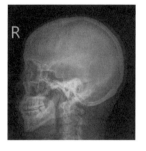 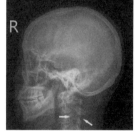

图2-2-6 颅骨俯卧侧位摄影体位图　　图2-2-7 颅骨俯卧侧位影像图（可显示颈椎椎间孔）

（二）常见问题及解决方案

1. 体位不正：头颅矢状面与台面不平行，可出现以下两种情况。①头颅矢状面上下倾斜：典型标志是前颅凹呈明显错开的两条致密线，鞍底、鞍背呈双边影，上侧下颌支上下方向错位。②头颅矢状面前后倾斜：典型标志是双眼眶后缘呈明显错开的两条线，左右下颌支前后方向错位。因此，体位设计时尽量使患者头颅矢状面与台面保持平行。

2. 中心线不正。①中心线偏向颅顶：斜坡和两侧颞骨岩部重叠呈多边影。②中心线偏向足侧：两侧颞骨岩部重叠及颅底切线影像呈多边影。③中心线偏向前侧：两侧颞骨岩部重叠呈多边影。④中心线偏向后侧：两侧眼眶骨未能重叠，呈多边影。因此，为保证解剖结构显示清晰，尽量使射线垂直入射。

3. 摄影条件不足：颅骨侧位影像除显示高密度的骨性结构外，多个含气窦腔应显示为低密度，曝光条件过高，眼眶部和窦腔内结构可能过度黑化。因此，侧位曝光参数建议适当降低 kV，调整 LUT 曲线，降低对比度，颅骨与颌面部组织表现出适当影像层次。

四、颅骨水平侧位

(一) 摄影规范

1. 体位：患者仰卧于摄影台上（或采用坐位摄影），两臂伸直放于身旁，双肩下垂，后枕部用可透 X 线的物体垫高 5cm。头颅正中矢状面垂直于台面，探测器竖立于持片架上，置于头颅受检侧旁并与矢状面平行。上缘及前缘各超出顶部及额部 3cm（图 2-2-8）。

颅骨水平侧位一般应采用固定滤线栅（常规采用立式胸片架的滤线器）。根据摄影方向标记左右。

2. 中心线：呈水平方向入射，入射点因检查要求不同有如下差异：①中心线入射点经听眦线中、后 1/3 交界处上 1.5cm，用于常规头颅侧位检查。②中心线经外耳孔下 1~1.5cm 处，用于颅底凹陷症的检查。

3. 优质图像显示：蝶窦、上颌窦、额窦内若有液体，水平侧位可显示出液气平面。颅骨与颈椎均为水平侧位，是颅底凹陷症标准摄影体位（图 2-2-9）。

4. 临床应用：适用于头面部外伤，不能自主固定体位；不适用于俯卧侧位的患者。

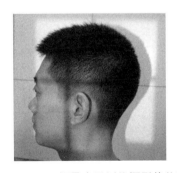
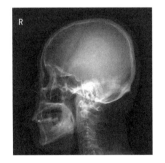

图 2-2-8 颅骨水平侧位摄影体位图　　图 2-2-9 颅骨水平侧位影像图

(二) 常见问题及解决方案

1. 放大失真：由于 X 线探测器不能贴近头颅，物片距较大，影像放大率较大。如果需要获得真实影像（与正位影像的放大率接近），必须增加焦片距至 130~150cm（依据栅焦距确定），或计算出影像放大率，在打印时进行补偿放大。

2. 未使用滤线栅：水平侧位摄影必须采用固定滤线栅。滤线栅平面应垂直于床面，避免产生滤线栅"切割效应"。

五、枕骨和颞骨岩部前后位（Towne's 位）

（一）摄影规范

1. 体位：患者仰卧于摄影台上（或采用坐位摄影），两臂放于身旁。头颅正中面对台面中线，并与之垂直，下颌内收，使听眦线与台面垂直。探测器上缘距头顶 3cm，下缘至下颌骨，或将枕外隆凸对探测器中心上方约 5cm 处（图 2-2-10）。

2. 中心线：向足侧倾斜 30°，从枕外隆凸下方射出，重点显示枕顶部与枕骨。向足侧倾斜 25°~30°，对准眶上缘平面，重点显示眶上裂。

3. 优质图像显示。①影像特点：枕骨是该摄影体位的显示重点。应特别注意的是中心线倾斜角度不能大于 30°，否则会导致影像模糊度加大，并且变形严重。②体位标准：显示枕部前后半轴位影像。两乳突气房尖部投影与矢状缝顶点的连线围成的区域近似等边三角形。完整显示枕骨鳞部、顶骨后部、人字缝、枕骨大孔后半部的展平影像。内耳道投影于岩骨嵴下骨质内，蝶鞍鞍背和后床突投影在枕大孔内。③质量标准：顶枕部与枕部骨质显示清晰，枕骨上横窦血管压迹和骨缝结构清晰可见（图 2-2-11）。

4. 临床应用：主要用于观察颅骨枕部病变。

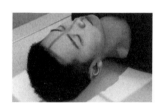 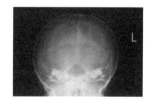 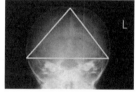

图 2-2-10　Towne's 位摄影体位图　　　图 2-2-11　Towne's 位影像图

（二）常见问题及解决方案

1. 球管倾斜角度不当。

（1）中心线倾斜角度过小，枕骨展示不完全，枕骨大孔显示不全。

（2）中心线倾斜角度过大（大于 35°），枕骨影像变形呈等腰三角形，顶骨后半部无法显示，且模糊度加大。因此，拍摄时应注意调整球管的倾斜角度。

2. 体位不正。正中矢状面发生倾斜，影像中枕骨变形，两侧颞骨岩乳部不对称。听眦线不垂直于台面，影像中枕骨展示不完全。枕骨大孔显示不全。采用的补救措施包括：

（1）将抬高的下颌部下压并内收，在枕骨部上缘枕以泡沫垫，使听眦线垂直于摄影台面。

（2）下颌内收过多，可使用不产生伪影的软性垫垫高胸部（如泡沫、病房患者的枕头等），使体位达到标准。

3. 体位受限患者摄影：颅骨外伤或后枕部发现有明显血肿导致不能仰卧的患者，可采用反汤氏位的检查方法。但所得影像放大率较大，清晰度稍差。

六、颅骨切线位

（一）摄影规范

1. 体位：根据病变区（凹陷或凸起部位）与颅骨弧形边缘的切向关系，旋转头颅位置，使 X 线与病变区成切线关系，最大限度地显示颅骨受损的凹陷深度（或突出部分的高度）。特别注意在摄影部位体表皮肤必须放置金属标记（图 2-2-12）。

2. 中心线：与病变区域颅骨边缘相切，垂直曝光。

3. 优质图像显示。①影像特点：凹陷骨折主要观察颅骨局部凹陷骨折的累及范围和凹陷深度、骨折碎片大小与位置。颅骨凸起性包块主要观察突起部分与颅骨骨板的关系，特别是基底部的宽度。颅骨肿瘤主要观察骨质破坏情况等。②体位标准：一般需要在适当体位下，微调头颅角度进行多次摄影或选择不同体位进行摄影，选择准确和可靠的影像取得测量值。③质量标准：凹陷骨折可测量凹陷骨折内陷深度和骨折破损两端长度，骨皮质内侧缘必须显示清楚，预防微小骨折片的遗漏。骨板外部可见肿胀的软组织。头颅包块突起时，可见软组织影像中突起与骨板的关系。若怀疑肿瘤病变，可见肿瘤软组织影像及颅骨骨质破坏情况（图 2-2-13）。

4. 临床应用：主要用于观察颅骨凹陷骨折、凸起性包块以及颅骨肿瘤病变等。

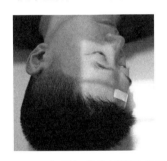
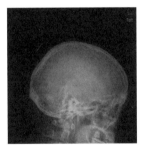
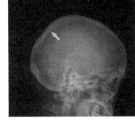

图 2-2-12 颅骨切线位摄影体位示意图　　　　图 2-2-13 颅骨切线位影像图

（二）常见问题及解决方案

1. 中心线选择不当：确定凹陷深度与长度是该体位的关键。若中心线没有与病变区颅骨边缘相切，会导致凹陷或凸起部分显示欠佳。可进行多次变换体位摄影，取显示最佳的影像。拍摄时缩小光圈与照射野，提高影像清晰度。

2. 图像后处理：后处理时选择两种 LUT 曲线。影像打印时，可考虑添加病变深度或长度的测量标尺。

第三节　颅底摄影

一、颅底部颌顶位

(一) 摄影规范

1. 体位：患者仰卧于摄影台上，头颅正中面对台面中线。背部用沙袋垫高，髋关节和膝关节弯曲，使腹部肌肉松弛。头颅尽量后仰，使头顶与台面接触，听眦线尽量与探测器平行。前额用棉垫和沙袋顶住固定，使头颅保持后仰姿势。探测器和照射野上缘超出前额部，下线超出枕外隆凸。

此位置采用坐位摄照，患者较舒适，体位设计较容易（图 2-3-1）。此位置可以用来观察双侧颧骨弓部轴位影像。

2. 中心线：向头侧倾斜 25°，对准下颌角连线中点摄入。

3. 优质图像显示。①影像特点：显示标准颅底轴位像，即颅底部的三区（颅前凹、颅中凹、颅后凹）得到充分展示。②体位标准：颏部及左、右髁状突三点的连线构成正等边三角形。颅底外形呈圆形，颧骨弓对称投影在颧骨外。下颌为弓形，颏部与额部重叠。体部、齿列与上颌窦重叠。牙齿均为轴位像。下颌支投影短小，与下颌角重合。矢状缝与鼻中隔、筛窦垂直板相续，位于影像中线。颅底外形左右对称，筛窦与鼻腔、蝶窦与腭部重叠。颞骨岩部为"八"字形，投影在枕骨大孔的前外方，呈轴位像。颅中凹可见内听道与内外耳道相通，内耳道开口于岩骨中部向后。自岩骨尖部向前外方，依次可见破裂孔、卵圆孔和棘孔的轴位像。③质量标准：颅底部结构显示清晰，以鼻中隔和枕骨大孔连线为界，图像左右对称。下颌骨关节突显示在外耳道投影的前方。图像尺寸选择 12 英寸×10 英寸横放模式（图 2-3-2）。

4. 临床应用：主要用于观察颅底部骨折或咽后壁软组织占位等。

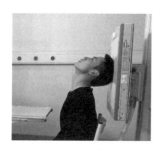 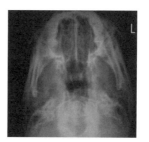 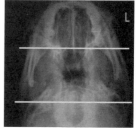

图 2-3-1　颅底部颌顶位摄影体位图　　图 2-3-2　颅底部颌顶位影像图（白线以内为此位置重点显示的影像解剖结构）

(二) 常见问题及解决方案

1. 颅底骨折患者摄影：当疑有颅底骨折（可见耳部出血或溢液）或颅内高压表现

等时，禁忌采用仰卧正位，尽可能采用坐位摄影。

2. 体位不正：正中矢状面不与台面垂直，所得影像左右不对称。摄影时应注意正中矢状面是否与台面垂直，可用两外耳孔到台面等距离的方法进行确认。

3. 球管倾斜角度不足：①颅底位摄影，颅底部平面平行于探测器很困难，需要 X 线球管向头侧适当倾斜，注意中心线倾斜角度不能大于 25°，否则颅底各孔道可能因为投影关系显示不清。整个影像外形呈椭圆形。②中心线倾斜角度过小，颅中凹骨质变形、模糊，影像结构重叠变短，下颌骨髁状突与外耳道重叠，颅中凹各孔不能充分显示。

4. 图像后处理：颅底摄影常见于疑有颅底骨质破坏或咽后壁软组织肿胀。影像后处理的调节有两种方法，一是提高骨结构的反差和锐利度，二是注重显示头颅斜坡区域的软组织影像层次。

二、颅底侧位

（一）摄影规范

1. 体位：必须是水平侧位。下颌稍上抬起，听眦线平行于探测器。包全整个颅底部，即上缘包眶顶部，下缘到第 4 颈椎平面。前缘包括门齿，后缘包全枕骨粗隆（图 2-3-3）。

2. 中心线：水平方向对准外耳孔。

3. 优质图像显示。①影像特点：颅底部与颌面部为观察重点，因颅骨与颌面部的对称性，颌面部左右侧影像需良好重合。②体位标准：蝶鞍、蝶窦无双边影。两侧外耳孔、下颌支重叠，上段颈椎呈侧位像。且下颌骨不与颈椎重叠。③质量标准：颅底骨质显示清晰，咽后壁、腺样体及气道显示清楚（图 2-3-4）。

4. 临床应用：主要用于观察咽后壁肿胀导致的气管变窄、腺样体增生等。

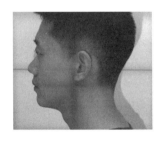 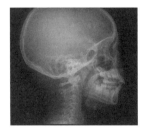 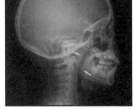

图 2-3-3 颅底侧位摄影体位图 　　　　　　图 2-3-4 颅底侧位影像图

（二）常见问题及解决方案

1. 鼾症患者摄影：对鼾症患者的检查，重点显示悬雍垂肥大压迫气道的状况，特别是婴幼儿腺样体增生者。建议只选用颅底侧位摄影，曝光时掌握好时间，使气道显示最充盈。

2. 气道狭窄患者摄影：颅底病变可能引起咽后壁肿胀，气道影变窄。因此，曝光条件以适合颅基底部软组织显示为主。可采用吸气状态下摄影，增加软组织反差。

3. 图像后处理：需显示咽后壁结构，当病变明确时，可放大打印局部影像。

第四节　蝶鞍摄影

一、蝶鞍后前正位

（一）摄影规范

1. 体位：患者俯卧于摄影台上（或采用坐位摄影），前胸置以海绵垫抬高，肘关节屈曲，双手放于体侧。下颌尽量内收，前额和鼻尖紧靠台面，听眦线与探测器垂直。头颅正中矢状面对探测器中线（图 2-4-1）。

2. 中心线：依据显示鞍区的投影位置，中心线可向头侧倾斜 10°或 25°，对准枕外隆凸下方，经鼻根上方约 4cm 处摄入。

3. 优质图像显示。①影像特点：重点观察鞍背部骨质情况。②体位标准：显示鞍背（后床突）呈近似平行的致密线，有波起的横线阴影，上方为均匀中等密度的枕骨鳞部和额骨的重叠影。因骨板平坦无复杂骨影，鞍背上缘凸起处为后床突，两旁向内突出的尖形骨质影为前床突，鞍背下充气区为蝶窦。③质量标准：前额部骨质显示清晰，蝶窦上缘轮廓线清楚，前床突、鞍背的骨皮质边缘与周围骨结构形成适当反差，衬出鞍背的正位形态（图 2-4-2）。

4. 临床应用：主要用于观察鞍区占位以及骨质破坏等。

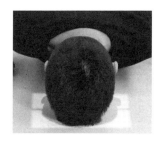 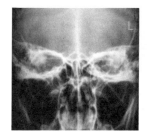 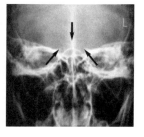

图 2-4-1　蝶鞍后前正位　　　　图 2-4-2　蝶鞍后前正位影像图（上箭头
　　　　摄影体位图　　　　　　　　所指为后床突，两侧箭头所指为前床突）

（二）常见问题及解决方案

1. 体位不正：颅骨正中矢状面不与台面垂直会导致影像变形。因此，体位设计时需调整患者额部及鼻尖紧贴检查床保证矢状面与台面垂直。

2. 球管倾斜角度不足：中心线倾角不同，蝶鞍显示的部位不同，中心线倾斜 10°显示在额部，中心线倾斜 25°显示在枕骨大孔内。为显示正确的解剖结构，摄影时需选择正确的球管倾斜角度。

3. 摄影条件选择不当：鞍区摄影应特别注意投照条件的选择，使用小光圈，否则骨质很薄的鞍背影像不易显示。

二、蝶鞍侧位

（一）摄影规范

1. 体位：患者俯卧于摄影台上，头颅转成侧位，前胸上部可用海绵垫支撑，使其稍抬高。头颅矢状面与探测器平行，瞳间线与探测器垂直。抬高侧的肘部弯曲，手握拳支垫下颌部，使头颅保持侧位不动。外耳孔前上方各2.5cm处置于探测器中心（图2-4-3）。

2. 中心线：对准外耳孔前上方各2.5cm处，与探测器垂直。

3. 优质图像显示。①影像特点：显示蝶鞍局部侧位影像。②体位标准：主要显示蝶鞍前床突、蝶鞍后床突、鞍背、鞍结节、鞍底、蝶窦等。③质量标准：鞍底无双边，影像细节可见（图2-4-4）。

4. 临床应用：主要用于观察鞍区占位以及骨质破坏，补充蝶鞍正位的不足。

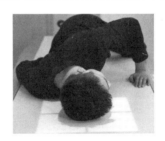

图2-4-3　蝶鞍侧位摄影体位图

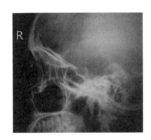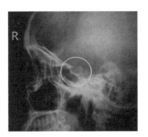

图2-4-4　蝶鞍侧位影像图

（二）常见问题及解决方案

体位不正：头颅矢状面未与探测器平行，瞳间线不与探测器垂直时，鞍背和鞍底呈双边影，双外耳孔未重叠。因此，体位设计时尽量使矢状面与探测器平行。

第五节　耳部摄影

一、内耳经眶位

（一）摄影规范

1. 体位：患者仰卧于摄影台上，摄影位置如头颅前后位，听眦线与正中矢状面均垂直于台面，照射野呈横向，中线对外眦角（图 2-5-1）。

2. 中心线：垂直于台面，经过两侧外眦角达探测器中心。

3. 优质图像显示。①影像特点：观察内耳道前后位影像。②体位标准：两侧内听道对称投影于两眼眶的中下部，眶内可见迷路部分半规管及耳蜗影像。③质量标准：岩骨投影于两侧眼眶中，内耳道显示在眶中岩骨内部，半规管与耳蜗影像位于其外方（图 2-5-2）。

4. 临床应用：该位置主要用于观察内听道开口、内耳迷路部病变。

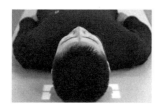

图 2-5-1　内耳经眶位摄影体位图

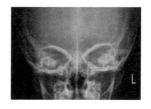 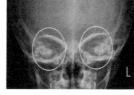

图 2-5-2　内耳经眶位影像图

（二）常见问题及解决方案

体位不正：内耳经眶位应采取前后位，不采用后前位，前后正位眼眶影像明显放大。此外，正中矢状面有倾斜或旋转，可致左右影像不对称，影像中内耳道的影像与眼眶下缘或眼眶上缘重叠。因此，体位设计时应尽量使矢状面与台面垂直。

二、反斯氏位（Stenver's）

（一）摄影规范

1. 体位：患者仰卧于摄影台上，受检侧上肢伸直置于身旁，操作更方便，患者更容易接受。面向对侧偏转，使受检侧的听眦线与台面垂直，头颅矢状面与台面呈 45°，并使听眦线垂直于台面长轴，以获得岩骨长轴投影在探测器上呈水平影像，探测器的外缘应包括乳突尖外缘，下缘应与鼻翼平行（图 2-5-3）。

2. 中心线：向足侧倾斜 12°，以避免与面骨重叠，经外耳孔水平、乳突尖外缘与正中面相交点的中点稍外（不到 1cm）射入探测器中心，或枕外隆凸与同侧外耳孔连线上，隆凸外 2cm 处射入探测器中心。

3. 优质图像显示。①影像特点：岩骨长轴呈水平位，下颌切迹上可显示舌下神经孔的投影。②体位标准：岩骨呈水平位，岩尖指向内部，岩骨嵴呈切线位，鼓窦盖、鼓室盖和弧状隆凸均显示于岩骨上缘切线上。岩骨嵴下，与气房相邻处较大的充气区为鼓窦，稍内下为鼓室重叠影，在鼓室中可见听小骨锤与骨影像，鼓室下外耳道与乙状窦重叠，鼓室内可显示迷路。中部为前庭部，弧形隆凸下可见半规管影像，前庭内耳蜗与内耳道相接，内耳道显示为展开的管状影通向岩骨尖，乙状窦显示于颅骨内，鼓室下邻颈静脉孔，上邻咽鼓管。在颅底骨线下方，枕骨髁上可见舌下神经孔卵圆形阴影。下颌髁状突及喙突呈斜位影像，乳突尖呈切线位影像显示于颅骨枕部外侧。③质量标准：乳突气房呈切线位投影，内耳结构显示清晰，迷路的水平半规管和垂直半规管呈"三叶草"结构显示（图2-5-4）。

4. 临床应用：内听道摄影检查需选用经眶位和斯氏位的摄影组合模式。在实际临床工作中，正、反斯氏位必须根据患者的实际情况具体选用，以提高患者的舒适度和满意度。反斯氏位主要用于观察内耳迷路病变导致的耳聋。

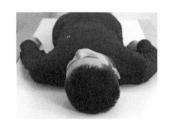
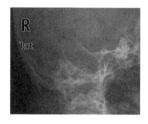
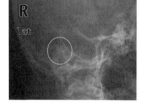

图2-5-3 Stenver's 摄影体位图   图2-5-4 Stenver's 影像图

（二）常见问题及解决方案

1. 头形变异或畸形患者摄影：常规摄影应使岩骨长轴与台面平行，头颅矢状面与台面呈45°。若头形变异或畸形，应按不同头型的锥体角调整中心线倾角。例如长头型小于45°，扁头型大于45°。

2. 体位不正：听眶线不与台面垂直，可导致影像中岩骨长轴呈斜位。该摄影位置可以采用后前斜位，患者头颅摄影体位更容易固定。图像失真率降低。但采用该体位会降低患者的舒适度。

3. 球管倾斜角度不当：①中心线向足侧倾斜大于12°，可导致影像中岩骨嵴与枕骨相重叠，"三叶草"结构长度变短。②中心线向足侧倾斜小于12°，可导致影像中半规管影像展示不开，"三叶草"结构不显示，内耳道管状影变细。

三、颞颌关节侧位（许氏位）

（一）摄影规范

1. 体位：患者俯卧于摄影台上，头颅转成侧位，受检侧紧靠台面，受检侧耳廓向前折叠。对侧前胸稍抬高，并用海绵垫支撑。使头颅矢状面与探测器平行，瞳间线与台面垂直。对侧手握拳，支撑下颌部，或用海绵垫垫平，使头颅平稳不动（图 2-5-5）。

2. 中心线：向足侧倾斜 25°，对准对侧颞颌关节上方 5cm 处，通过受检侧颞颌关节，射入探测器中心。

3. 优质图像显示。①影像特点：主要观察鼓室、鼓窦、乳突气房、乙状窦和听骨。②体位标准：乳突气房显示较广泛且清晰，乳突尖投影于下方，不与其他组织重叠。鼓室与内、外耳道重叠，显示为低密度区。在外耳道中可以看到部分听小骨影像。前庭与鼓室部分重叠。乙状窦板显示于蜂房中，呈上下走形。岩骨尖部分与下颌窝重叠。③质量标准：颞颌关节呈切线位显示，图像结构清晰可见（图 2-5-6、图 2-5-7）。

4. 临床应用：主要用于观察乳突畸形、乳突分型、胆脂瘤破坏等。

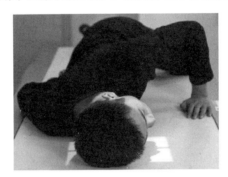

图 2-5-5　颞颌关节侧位摄影体位图

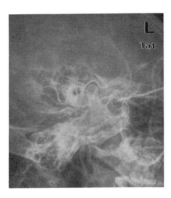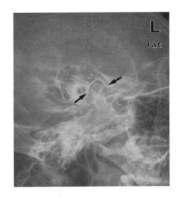

图 2-5-6　颞颌关节侧位影像图（L）

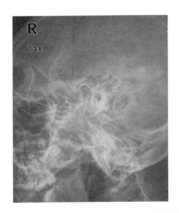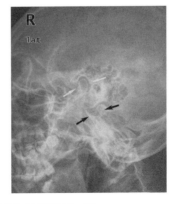

图 2-5-7　颞颌关节侧位影像图（R）

（二）常见问题及解决方案

1. 功能位摄影：常规需投照双侧乳突区，以对照观察，如想观察颞颌关节运动功能，需在此体位上，分别加摄张口位和闭口位。在许氏位的基础上，嘱咐患者分别张口、闭口并左右摄取（图2-5-8、图2-5-9）。

2. 双侧摄影：在此体位上，中心线向足侧倾斜35°（伦氏位），可重点显示鼓窦入口部。可采取小光圈摄影，提高影像清晰度。因乳突区较小，照片打印时可进行放大，一般排版4×4并注意左右标识。

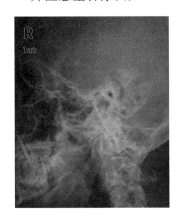 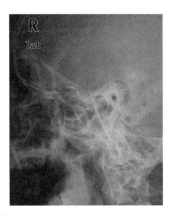

图2-5-8　颞颌关节闭口位　　　　　图2-5-9　颞颌关节张口位

四、乳突梅氏位（Mayer's）

（一）摄影规范

1. 体位：患者仰卧于摄影台上，两臂垂于身旁。外耳孔置于探测器中心，面部转向受检侧，使头颅矢状面与探测器成45°，下颌下倾，使听眦线与探测器垂直（图2-5-10）。

2. 中心线：向足侧倾斜45°，对准对侧眼眶外缘上方10cm的额部，通过受检侧乳突尖射入探测器。

3. 优质图像显示。①影像特点：与许氏位的侧面显示构成不同方位，梅氏位将乳突从轴位方向展开，主要观察外耳道后上壁、鼓窦、鼓室、内耳道及岩骨的前后缘。②体位标准：岩骨前、后缘呈切线位，颞骨鳞部气房展开，岩骨尖放大。③质量标准：岩部位于胶片中心，图像内影像结构清晰可见（图2-5-11、图2-5-12）

4. 临床应用：乳突摄影检查应选用乳突许氏位和梅氏位相结合的摄影组合模式，以充分展示乳突结构，更好地检出病变。乳突梅氏位主要用于观察外耳道后上壁、鼓窦、鼓室、内耳道及岩骨的病变。

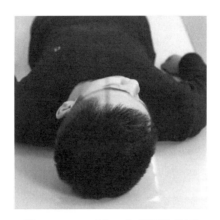

图 2-5-10　Mayer's 摄影体位图

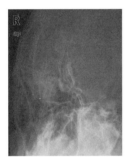 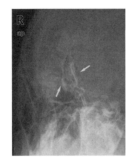 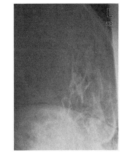 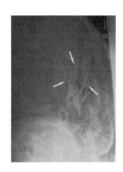

图 2-5-11　Mayer's 影像图（R）　　　　图 2-5-12　Mayer's 影像图（L）

（二）常见问题及解决方案

1. 体位不正：头颅正中矢状面与台面倾斜不足 45°，乳突不能显示最大宽度，鼓窦结构重叠。因此，体位设计时应尽量保证头颅正中矢状面与台面角度成 45°以显示最佳的解剖结构。

2. 球管倾斜角度不足：①中心线倾角不足 45°，乳突不能完全轴向展开显示，乳突气房的显示变短，鼓室结构重叠明显，显示不清。②中心线倾斜 45°后，影像模糊度会加大。采用小光圈摄影可提高影像清晰度。

3. 图像后处理：影像模糊度较大时，后处理 LUT 采用骨曲线，并使用细节重构功能提高细节锐利度。

第六节　鼻部摄影

一、鼻骨侧位

（一）摄影规范

1. 体位：患者取俯卧位或坐位，头颅侧转成标准侧位，鼻根部下方 2cm 处置于探测器中心，照射野和探测器包全整个鼻部，源－像距离选择 100cm（图 2－6－1）。

2. 中心线：对准鼻根部下方 2cm 处垂直射入探测器中心。常规需拍摄左、右侧进行对比。

3. 优质图像显示：小光圈、小焦点，适当的曝光条件和后处理是保证鼻骨清晰显示的关键。①影像特点：包全整个鼻部，左右对称。②体位标准：鼻骨呈侧位像，鼻根必须显示清楚。③质量标准：整个鼻骨骨质清晰显示，影像放大后，可观察到鼻骨极薄的骨小梁（图 2－6－2）。

4. 临床应用：主要用于观察鼻骨骨折和破损情况以及鼻中隔受累情况。

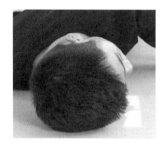
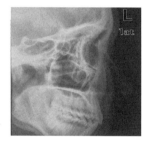
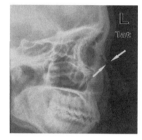

图 2－6－1　**鼻骨侧位摄影体位图**　　　图 2－6－2　**鼻骨左侧位影像图**

（二）常见问题及解决方案

1. 暴力损伤患者摄影：暴力损伤导致鼻部和颜面部肿胀可加摄柯式位，观察鼻中隔、眼眶骨、筛窦前组受累情况。

2. 鼻部肿胀患者摄影：鼻部肿胀特别明显时，需选择常规参数和颅骨侧位摄影参数。鼻骨的摄影因为属于小区域的检查，可能无法利用自动曝光控制（AEC），因此，可关闭自动曝光，采用手动曝光。

3. 图像后处理：后处理注重显示鼻骨和软组织，特别注意鼻根的清晰显示以及骨皮质是否连续。由于鼻骨较小，打印时可将损伤处进行放大打印。

二、副鼻窦柯氏位

（一）摄影规范

1. 体位：患者俯卧于摄影台上，肘屈曲，双手放于头侧，使患者较为舒适，头颅正中面对台面中线，并与之垂直，颏部和鼻尖紧靠探测器，额部离台面 1.5cm，使听眦线与台面垂直，将鼻根放于探测器中心（图 2－6－3）。

2. 中心线：对准枕外隆凸，经鼻根垂直射入探测器中心。

3. 优质图像显示。①影像特点：该位置重点观察额窦、筛窦前组、鼻腔、蝶骨小翼、眶上裂等的正位影像。②体位标准：头颅诸结构对侧显示，岩骨投影在眼眶下缘外，骨标识明确。③质量标准：无伪影干扰（假发、发辫、发蜡、人工植发的钢丝等）（图 2－6－4）。

4. 临床应用：主要用于显示额窦、筛窦及眼眶病变。

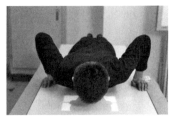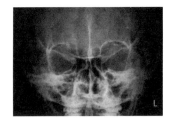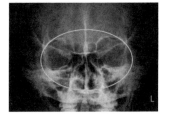

图 2-6-3 副鼻窦柯氏位摄影体位图   图 2-6-4 副鼻窦柯氏位影像图

（二）常见问题及解决方案

1. 体位不正：①正中矢状面不与台面垂直，图像左右不对称。可调整体位至矢状面与台面垂直。②头颅内收过多，岩骨重叠在眼眶内。③头颅上仰过多，岩骨重叠在上颌窦中分，筛窦展示不佳，眼眶变形。为更好地显示解剖结构，可调整体位尽量使患者颏部和鼻尖贴近床面。

2. 体位受限患者摄影：体位受限时可选用前后位，但诸窦腔结构有放大且清晰度较差。

3. 窦腔积液患者摄影：患者疑有窦腔积液时（主要是上颌窦），可选择坐位摄影，显示积液程度。

三、副鼻窦瓦氏位（Water's）

（一）摄影规范

1. 体位：患者俯卧于摄影台上，双手放于肩侧，肘关节弯曲以支撑头颅，使患者较为舒适，头颅正中面对探测器中线，并与之垂直，张开口颏部紧靠台面，头稍向后仰，鼻子离开探测器 1~1.5cm，使颞骨岩部投射于上颌窦的下方。探测器上缘包括前额，下缘包括颏部，或将鼻尖与上唇间的中点放于探测器中心（图 2-6-5）。

2. 中心线：对准枕骨粗隆，经双侧上颌窦连线中点射入，鼻中嵴与探测器垂直。

3. 优质图像显示。①影像特点：该位置重点观察上颌窦、筛窦后组、鼻腔等的正位影像。②体位标准：头颅诸结构对称显示，上颌窦显示完整，岩骨显示在上颌窦外下方，并靠近上颌窦下底部，且骨标识明确。若采用张口位，在双侧磨牙的下方可见颈静脉孔的"葫芦状"投影。上下门齿间可显示蝶窦的投影。③质量标准：无伪影干扰（特别是不明显的假发、发辫、发蜡、人工植发的钢丝等），上颌窦周边骨壁显示清楚，窦腔内软组织结构可见（黏膜层、增生息肉、窦腔底部积液等）（图 2-6-6）。

4. 临床应用：主要用于显示上颌窦及颧弓、面骨的病变。

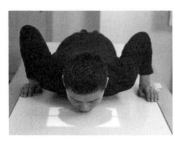

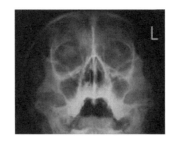

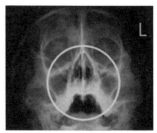

图 2-6-5 Water's 摄影体位图

图 2-6-6 Water's 影像图（此位置
主要显示上颌窦和筛窦）

（二）常见问题及解决方案

1. 体位不正：①头颅内收过多，岩骨重叠在上颌窦内。②头颅上仰过多，岩骨可能会与上颌骨重叠，上颌窦形态变长，眼眶变形。

2. 体位受限患者及窦腔积液患者摄影：①体位不能配合可选用前后位，但诸窦腔结构有放大且清晰度较差。②疑有窦腔积液时（主要是上颌窦），可选择坐位摄影，显示积液程度。

四、副鼻窦侧位

（一）摄影规范

1. 体位：患者俯卧于摄影台上，头颅侧转，受检侧紧靠台面。对侧前胸用海绵垫垫高，肘部弯曲，用前臂支撑身体，头颅矢状面与台面平行，瞳间线与台面垂直，头颅摆成完全侧位。探测器上缘超出头顶，下缘包括下颌骨，或将枕外隆凸与眉间线连线的中点放于探测器中心（图 2-6-7）。

2. 中心线：对准听眦线的中点。

3. 优质图像显示。①影像特点：该位置重点观察各副鼻窦侧位影像。②体位标准：头颅呈标准侧位，包全整个副鼻窦区域。③质量标准：左、右侧诸窦腔重叠良好，面骨与窦腔的密度差异不宜过大（图 2-6-8）。

4. 临床应用：在临床实际副鼻窦检查工作中，常选用副鼻窦柯氏位、瓦氏位、侧位的摄影组合模式，对副鼻窦整个区域显示清楚，更加完善地展示病变情况，减少临床漏诊率。副鼻窦侧位主要用于观察蝶窦及鞍区的病变。

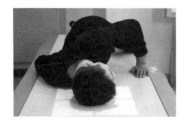

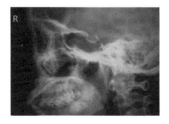

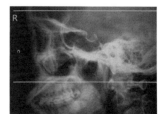

图 2-6-7 副鼻窦侧位摄影体位图

图 2-6-8 副鼻窦侧位影像图（白色线条
以内为侧位所显示的影像解剖结构）

（二）常见问题及解决方案

1. 窦腔积液患者摄影：窦腔内积液（例如蝶窦积液）时，可采用水平侧位，显示眶后壁。为避免照射野过大，可手动调整缩光器，呈长条状。

2. 体位受限患者摄影：行动不便的患者可采用水平侧位，也可以选择在胸片架上做站立侧位检查，只是图像有较大的放大失真率。

第七节　眼部摄影

一、眼眶正位

（一）摄影规范

1. 体位：患者俯卧于摄影台上，肘关节屈曲，两手放于胸侧支撑头颅重量，使患者较为舒适，头颅正中矢状面对准探测器中线，并与之垂直。前额和鼻尖紧靠台面，听眦线与探测器垂直。将鼻根放于探测器中心（图2—7—1）。

2. 中心线：向足侧倾斜20°，对准头顶，通过鼻根射入探测器。

3. 优质图像显示。①影像特点：该位置重点观察眼眶区影像。②体位标准：影像中两侧眼眶对称、等大，岩骨投影在上颌窦顶部、眶下缘的下部。③质量标准：额窦、筛窦清晰可见。眶上裂清晰显示在眼眶中部（图2—7—2）。

4. 临床应用：主要用于观察眼部异物以及外伤眼眶骨折患者。

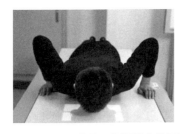
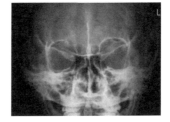
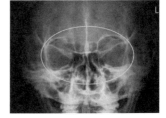

图2—7—1　眼眶正位摄影体位图　　　　　图2—7—2　眼眶正位影像图

（二）常见问题及解决方案

1. 体位受限患者摄影：因是后前位，患者对体位的控制较困难，可在额部垫上不显影海绵垫，以帮助患者固定头颅位置。不能俯卧的患者可以选择仰卧位摄影，操作更加方便，患者更容易接受。

2. 体位不正：①若听鼻线不垂直于台面，可导致岩骨投影在眼眶内或投影于上颌窦中下部，使眼眶变形而影响诊断。②正中矢状面偏移，会使眼眶投影变形，眼眶投影左右不对称。为正确显示解剖结构，体位设计时应按标准体位将额部和鼻尖紧靠台面。

③因 20°的倾角在常规的 DR 设备上无法实现，可能过大或过小，所以投影采集的图像失真较大，可选择副鼻窦柯氏位（不用倾斜中心线）代替该体位。

3. 眼部异物患者摄影：眼部异物摄影采用眼眶正侧位，在眼眶异物生理定位摄影中，需要摄取三次：眼眶常规正位、眼球向上转的正位及眼球向下转的正位。通过眼球的上下转动摄影的图像，可以诊断眼眶异物的位置。图像上必须标识出眼球上下转动的方向（与诊断医师协调好方向标识方法）。

二、眼眶侧位

（一）摄影规范

1. 体位：患者俯卧于摄影台上，头侧转，受检侧紧靠台面。对侧前胸用海绵垫垫高，肘部弯曲，用前臂支撑身体，头颅矢状面与台面平行，瞳间线与台面垂直。探测器上缘超出头顶，下缘包括下颌骨，将枕外隆凸与眉间的连线中点放于探测器中心（图 2-7-3）。

2. 中心线：对准眼眶骨性外眦角。照射野呈长条状。

3. 优质图像显示。①影像特点：该位置重点观察眼眶侧位影像。②体位标准：身体同头颅侧位，只是中心线通过眼眶骨性外眦角垂直投照。③质量标准：无伪影干扰，图像内影像结构清晰可见（图 2-7-4）。

4. 临床应用：主要用于观察眼部异物及外伤性骨折，侧位检查是对眼眶正位的补充。

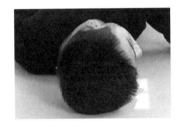 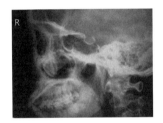 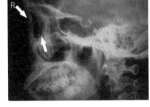

图 2-7-3　眼眶侧位摄影体位图　　　　　图 2-7-4　眼眶侧位影像图

（二）常见问题及解决方案

体位不正：体位设计时人体的正中矢状面必须与台面平行，否则眼眶会变形。眼眶区影像反差不宜过大，否则眼眶内结构无法显示。

第八节　特殊摄影

一、视神经孔后前位（Rhees's）

（一）摄影规范

1. 体位：患者俯卧于摄影台上，肘关节屈曲，两手放于胸旁支撑头颅，使患者较为舒适，头转向对侧，将受检侧眼眶放于探测器中心。颧骨、鼻尖和下颌三点（简称为下三点）紧靠探测器，使头颅矢状面与探测器成 53°，听鼻线与台面垂直（图2-8-1、图2-8-2）。

2. 中心线：对准受检侧眼眶中心，与探测器垂直。

3. 优质图像显示。①影像特点：该位置重点观察视神经孔轴位，眶骨骨折患者显示较好。②体位标准：眼眶呈斜位投影在图像中心，视神经孔位于眼眶外下 1/4 象限中，周围可见三角形致密区。毗邻显示影像包括外下方的颧骨、下方的上颌窦、额窦等投影，均在眼眶的内上方。眶内侧网状阴影为筛窦，眶外上方额弓影像显示清晰。③质量标准：视神经孔边缘锐利清晰（图 2-8-3、图 2-8-4）。

4. 临床应用：主要用于观察眼部外伤后造成的视神经孔的损伤及眼眶占位病变等。

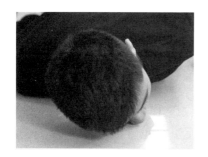 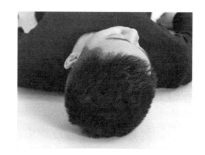

图 2-8-1　Rhees's 摄影体位图（1）　　　图 2-8-2　Rhees's 摄影体位图（2）

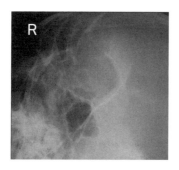 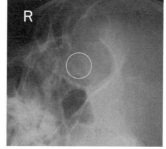

图 2-8-3　Rhees's 影像图（R）

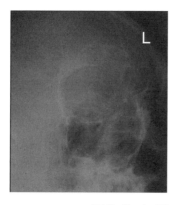 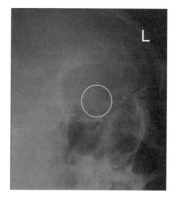

图 2-8-4　Rhees's 影像图（L）

（二）常见问题及解决方案

1. 体位不正：①神经管的空间位置是斜的，颅骨正侧位不能很好地显示，视神经管在颅腔内的前后距恰在蝶鞍前床突下，相当于颅腔前后径的1/2。在摄影时中心线经过同侧眼眶外部射入探测器中心。因此摄取视神经孔的后前斜位和前后斜位所得影像相同，只是放大率不一样，需双侧对比观察。由于没有使用头颅指数计算及个体差异的原因，部分患者的视神经孔显示有虚边影。②下颌内收过大，可导致岩骨投影在眼眶中，视神经孔的形态和相邻的解剖结构会发生改变。此时可用海绵垫垫高胸部达到标准体位。

2. 体位受限患者摄影：①可采取前后位，但可能会导致图像失真。②患者仰卧于摄影台上，头颅向对侧旋转，使正中矢状面与台面成53°。听鼻线垂直于台面，使眉弓、鼻尖、颧骨弓三点形成的面平行于台面（上三点）。眼眶外下分对探测器中心。③中心线通过眼眶外下分垂直射入。④PA位与AP位的比较：因肢－片距不同，所得影像放大率不同，较前后位眼眶被放大，视神经孔也同样被放大，需两侧对比。

二、茎突前后正位

（一）摄影规范

1. 体位：患者仰卧于摄影台上，两臂放于身旁，下颌内收，使听眉线垂直于台面，头颅正中面对台面中线，并与探测器垂直。此位置可显示双侧茎突（图2-8-5）。

2. 中心线：对准鼻尖射入探测器中心。

3. 优质图像显示。①影像特点：该位置重点观察茎突长度和走行方向。②体位标准：可显示茎突正位双侧对比。③质量标准：茎突根与尖部完整地显示于上颌窦内，外上方可见乳突蜂房组织影像（图2-8-6）。

4. 临床应用：主要用于观察茎突过长或茎突骨折等。

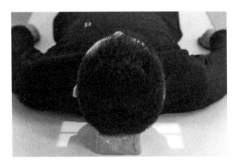 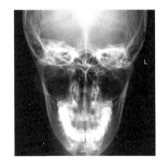

图2-8-5　茎突前后位摄影体位图　　　　图2-8-6　茎突前后位影像图

（二）常见问题及解决方案

茎突显示欠佳：为准确测量茎突长度，茎突根部骨性标志应清楚显示。若茎突尖向内走行被上颌部遮盖，可选用体层摄影方法解决这一问题（图2-8-7）。

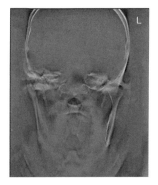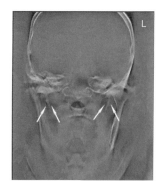

图 2-8-7 茎突体层摄影影像图

三、颈静脉孔张口位

(一) 摄影规范

1. 体位：患者取仰卧位，肩背部垫高，头颅后仰，正中矢状面垂直于台面，两外耳孔距台面等高。患者需张口，使听口线垂直于台面，听眦线与台面成 37°（图 2-8-8）。

2. 中心线：经两外耳孔连线与正中矢状面交点，垂直射入探测器中心。

3. 优质图像显示。①影像特点：该位置重点观察颈静脉孔及相邻结构。②体位标准：上、下齿列张开呈椭圆形，颈静脉孔投影于两侧上下第三磨牙之间，枕骨大孔的外上方，乳突蜂房组织显示于外侧，呈椭圆形或葫芦状。③质量标准：颈静脉孔显示清晰，影像结构清晰可见（图 2-8-9）。

4. 临床应用：主要用于观察颈静脉孔骨质病变。

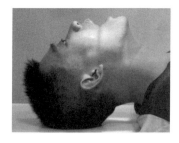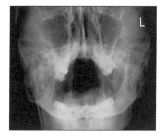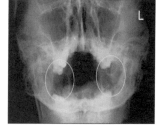

图 2-8-8 颈静脉孔张口位摄影体位图　　　　图 2-8-9 颈静脉孔张口位影像图

(二) 常见问题及解决方案

因该体位不常用，常见问题及解决方案略。

四、面骨大瓦氏位

(一) 摄影规范

1. 体位：同副鼻窦瓦氏位，不需要张口（图 2-8-10）。

2. 中心线：经鼻中嵴与探测器垂直。

3. 优质图像显示。①影像特点：该位置重点观察面骨正位影像。②体位标准：包全整个面部，正中面无左右侧偏，无人为异物干扰，图像左右标识完整。③质量标准：图像呈横位的形式展现。面骨各结构显示清晰（图2-8-11）。

4. 临床应用：适用于临床怀疑有头面部病变或外伤的病例，特别是鼻部假体植入者，可以观察假体是否有左右偏移的情况。

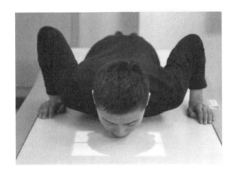
图2-8-10　面骨大瓦氏位摄影体位图

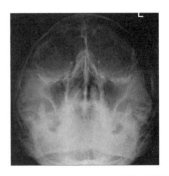
图2-8-11　面骨大瓦氏位影像图

（二）常见问题及解决方案

因该体位不常用，常见问题及解决方案略。

五、颧弓位

（一）摄影规范

1. 体位：患者俯卧于摄影台上，两臂放于身旁，支撑头颅，使患者较为舒适，头颅尽量后仰，下颌部前伸，下颌放于探测器中心上方5cm处。头向对侧转15°并使头颅矢状面与台面成75°（图2-8-12）。

2. 中心线：向足侧倾斜，使中心线与听眶线垂直，对准颧弓中点或眼角后外方约4cm处，射入探测器中心。

3. 优质图像显示。①影像特点：该位置重点观察双侧颧弓部切线影像。颧弓最大限度地显示在同侧颞骨的外侧缘。②体位标准：包全受检侧面部，正中面无左右侧偏，无人为异物干扰，图像左右标识完整。③质量标准：面骨各结构显示清晰。颧弓显示完整（图2-8-13、图2-8-14）。

4. 临床应用：适用于临床高度怀疑有骨折或已有面部颧弓部塌陷的病例。在摄影检查中需摄取左右两侧，以便对比观察出病变的具体情况，为临床治疗提供更加有力的影像数据。

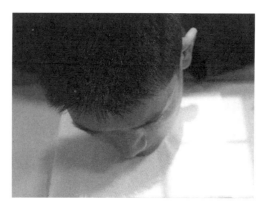

图 2-8-12　颧弓位摄影体位图

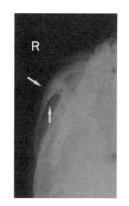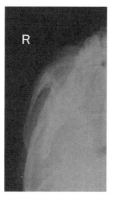　　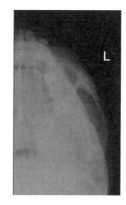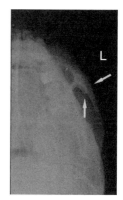

图 2-8-13　颧弓位影像图（R）　　　　图 2-8-14　颧弓位影像图（L）

（二）常见问题及解决方案

颧弓单侧摄影：①颧弓检查可采用患侧单侧摄影，方法是颅骨正中矢状面与台面成 75°或头颅偏向对侧 15°，使颧弓展示在颅面部的最外侧，中心线倾斜角近似垂直于颧骨弓。②颧弓检查也可采用颅底位摄影，摄影方法见颅底部颌顶位或顶颌位，双侧同时摄影，摄影参数较颅底正位小。

第三章 胸腹部摄影规范

第一节 注意事项

一、临床应用

1. 适应证：胸部摄影常用于检查肺部炎症、肿瘤及胸部外伤等。腹部摄影主要用于检查泌尿系统结石、消化系统炎症、肠梗阻等。

2. 禁忌证：怀孕 3 个月内慎做胸腹部摄影。必须进行检查时，应尽量用铅衣遮挡非受检部位，在保证图像质量的前提下，适当降低摄影参数。

二、检查前准备

1. 认真核对摄影检查单，了解病情，明确摄影部位和检查目的。对摄影部位、检查目的不清的检查单，应与临床医师核准确认后再行检查。

2. 去除可能产生伪影的衣物和饰品（项链、耳环等），若无法立即去除，建议患者更衣或者去除金属后再行检查。

3. 婴幼儿及儿童进行检查时，应注意适当降低摄影参数，并对非受检部位进行防护。检查过程中家属应全程陪同并做好陪护人员的防护。

4. 根据患者的摄影部位及病变需求进行呼吸−屏气训练。

三、摄影参数

胸腹部摄影一般采用大焦点摄影。摄影距离：根据检查体位，站立位为 150～180cm，仰卧位为 100～120cm。随着摄影距离改变，需改变相对应的摄影条件。胸腹部摄影必须使用滤线栅。常见胸腹部摄影参数（参考成人摄影）见表 3−1−1。

表 3−1−1 常见胸腹部摄影参数（参考成人摄影）

部位	摄影体位	摄影距离（cm）	管电压（kV）	管电流量（mAs）
胸部	后前位	180	75～85	5～8
	侧位	180	95～105	6～10
	前弓位	150	75～85	6～10

部位	摄影体位	摄影距离（cm）	管电压（kV）	管电流量（mAs）
心脏	后前位	180	75～85	6～10
	左前斜位	180	75～85	6～10
	右前斜位	180	75～85	6～10
胸骨	后前斜位	100	60～70	35～45
	侧位	100	80～90	15～25
肋骨	膈上肋骨前后位	180	80～90	5～15
	膈下肋骨前后位	180	80～90	5～15
	前后斜位	180	80～90	5～15
	切线位	100	80～90	5～15
腹部	前后位	100	80～90	10～20
	侧位	100	90～100	20～30

四、图像质量控制

1. 体位设计前应根据患者的病史和临床要求明确需要显示的解剖结构。

2. 根据检查部位的大小选择合适的照射野，非受检部位应尽量减少 X 线的照射。

3. 对外伤患者应尽量采用仰卧前后位进行摄影，或通过改变 X 线球管方向和移动摄影床床面等方式，以适应摄影体位的要求。尽可能减少患者搬动，避免增加患者痛苦。

4. 对于不同体型的患者应根据实际情况进行摄影条件的相应调节。

5. 曝光结束后应对图像进行后处理，调节曲线并适当剪裁，核对左、右标记是否正确。确认无误后完成检查，患者离开时告知影像结果获取时间、地点。

第二节　胸部摄影

一、胸部后前正位（立位）

（一）摄影规范

1. 体位：患者面向立式摄影架站立。人体正中矢状线与探测器中线重合。嘱患者肩部自然下垂放松，双肘部屈曲，手背置于髋部，肘部前推使两肩部贴靠探测器（使患者的肩胛骨旋于肺野之外）。头部摆正，下颌略微上抬，前胸部尽量贴靠探测器。嘱患者深吸气后屏气曝光（图3－2－1）。

2. 中心线：水平方向通过第6胸椎，垂直射入探测器。

3. 优质图像显示。①肺门阴影结构可辨。②在锁骨、乳房、左心房内可分辨出肺纹理。③肺尖充分显示。④肩胛骨投影于肺野之外。⑤两侧胸锁关节对称。⑥膈肌包括完全，且边缘锐利。⑦心脏、纵隔边缘清晰锐利（图3-2-2）。

4. 临床应用：用于观察胸廓、肺部、纵隔及膈肌的病变，同时了解心脏及大血管的形态和大小；多用于常规胸部筛查和术前检查。

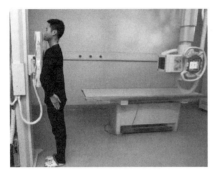
图3-2-1　胸部后前正位摄影体位图

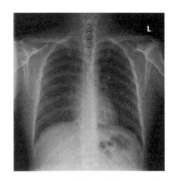
图3-2-2　胸部后前正位影像图

（二）常见问题及解决方案

1. 若患者站立困难，可以让患者怀抱探测器或抓住探测器扶手（特别是老年患者及术后患者），若有必要可让患者家属协助，并对协助人员采取必要的防护措施。

2. PICC置管患者只需行胸部站立正位摄影。双手不需背置于髋部，嘱患者双臂置于身体两侧，照射野应包括整个肺部及置管一侧的手臂（图3-2-3、图3-2-4）。

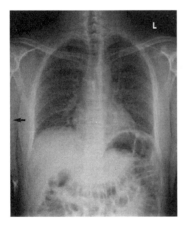
图3-2-3　未包全置管侧手臂影像图

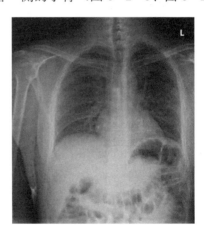
图3-2-4　PICC置管患者正确影像图

3. 常见案例分析：

（1）塑身内衣对图像质量的影响。塑身内衣钢圈阻挡X线穿透，图像产生伪影。塑身内衣将乳腺上抬，与双侧肺野下部重叠，造成肺野下部透光度较差。摄影时，未嘱患者深吸气屏气，导致肺纹理模糊（图3-2-5、图3-2-6）。

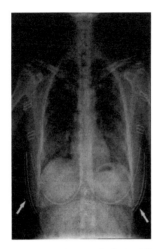 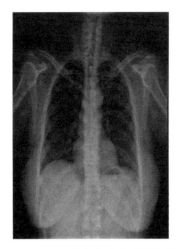

图 3-2-5　**未脱塑身内衣影像图**　　图 3-2-6　**脱塑身内衣后影像图**

（2）头发辫的影响。摄影时，未将患者所扎辫子移出检查区域（图 3-2-7、图 3-2-8）。

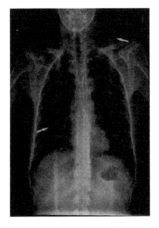 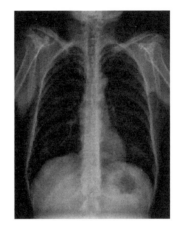

图 3-2-7　**辫子对图像的影响**　　图 3-2-8　**移除辫子后的影像图**

（3）体表挂坠对图像的影响（图 3-2-9、图 3-2-10）。

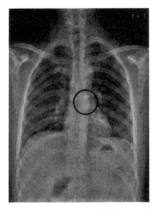 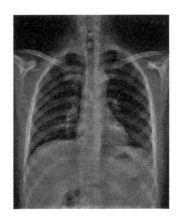

图 3-2-9　**体表异物影像图**　　图 3-2-10　**去除异物后影像图**

（4）误食金属异物与体表异物的鉴别。通过胸部侧位摄影可区分异物是否位于体内（图3-2-11、图3-2-12）。

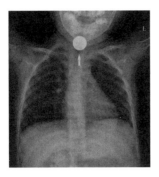 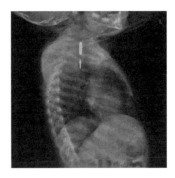

图3-2-11 食管异物正位影像图　　图3-2-12 食管异物侧位影像图

（5）体位对图像质量的影响。肩胛骨未旋出肺野，病变与肩胛骨重叠时易被遮挡。右侧肩胛骨内侧缘与第3~6肋骨骨折处重叠（图3-2-13）。规范体位图像见图3-2-14。

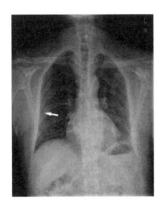 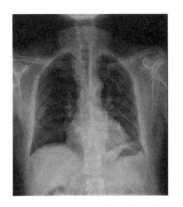

图3-2-13 肩胛骨未旋出肺野影像图　　图3-2-14 规范体位图像

（6）女性患者单侧乳腺切除术后，胸部正位摄影可采取前后位代替后前位，避免后前位摄影时前胸壁贴紧探测器造成的身体旋转。图3-2-15中身体旋转造成双侧胸锁关节未对称。采用前后位拍摄图像见图3-2-16。

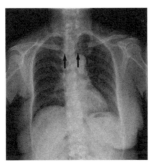 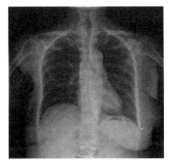

图3-2-15 单侧乳腺切除患者后　　图3-2-16 单侧乳腺切除患者
　　　　前位影像图　　　　　　　　　　前后位影像图

二、胸部侧位

（一）摄影规范

1. 体位：患者取站立位或坐位，双上肢上举，一侧身体紧贴立式探测器（胸部冠状面与探测器垂直，避免胸部旋转。不能平躺及站立的患者可采取坐位，给予椅子进行辅助投照），下颌略微上抬，离开患者前胸部（图 3-2-17）。

2. 中心线：水平方向，经腋中线第 6 胸椎平面垂直射入探测器。

3. 优质图像显示。①显示胸部侧位影像，包括肺尖、膈肌及前后胸壁。②第 4 胸椎以下椎体清晰可见，并呈侧位投影。③从颈部到气管分叉部，能连续追踪到气管影像。④心脏、主动脉弓移行部、降主动脉影像清晰。⑤胸骨两侧缘及双侧肋骨重叠良好（图 3-2-18）。

4. 临床应用：能观察纵隔、心脏后方和后部横膈上方的肺部情况，发现在正位影像不能显示的病灶。

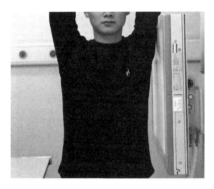
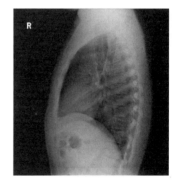

图 3-2-17　胸部侧位摄影体位图　　　　图 3-2-18　胸部侧位影像图

（二）常见问题及解决方案

1. 若患者双臂不能上举，请家属协助患者将双臂尽量上抬。若患者不能上抬，可告知患者及其家属暂不行侧位摄影，做好沟通工作，以避免因双手无法上抬影响侧位诊断。

2. 行胸部侧位检查，临床重点观察肺部时，通常采用右侧位摄影。了解心脏情况时，行左侧位摄影。若病变区域明确，则病变侧靠紧探测器摄取侧位。

3. 侧位摄影时患者身体应按标准侧位摆正，避免因身体未摆正造成双侧肋骨未能重合（图 3-2-19、图 3-2-20）。

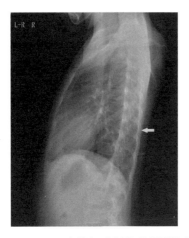

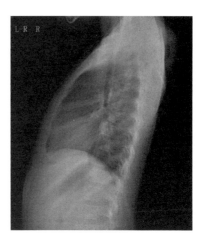

图 3-2-19　未按标准侧位拍摄影像图　　　图 3-2-20　规范侧位影像图

三、胸部仰卧正位（前后位）

（一）摄影规范

1. 体位：患者取仰卧位，正中矢状面与床面平行，头部稍后仰，下颌部不能遮挡肺野，上臂自然置于体侧。移动患者时应及时让其家属配合，帮助患者完成检查。常规采用吸气后屏气曝光。也可采用平静呼吸时屏气（图 3-2-21）。

2. 中心线：水平方向通过第 6 胸椎，垂直射入探测器。

3. 优质图像显示。①肺门阴影结构可辨。②锁骨、乳房、左心影内可分辨出肺纹理。③肺尖充分显示。④因为患者仰卧平躺，肩胛骨不能旋于肺野之外。故肩胛骨与肺野重叠。⑤两侧胸锁关节对称。⑥膈肌包括完全，且边缘锐利。⑦心脏、纵隔边缘清晰锐利（图 3-2-22）。

4. 临床应用：多用于因各种情况不能站立的患者或婴幼儿的检查。

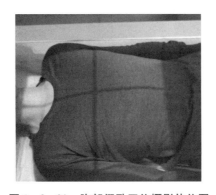

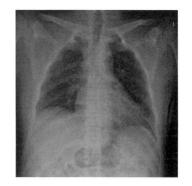

图 3-2-21　胸部仰卧正位摄影体位图　　　图 3-2-22　胸部仰卧正位影像图

（二）常见问题及解决方案

1. 对于采用仰卧正位摄影的患者，在选取序列时，一定注意是前后位（AP）。若选取不当，会造成假右位心的错误图像，误导诊断（图 3-2-23、图 3-2-24）。

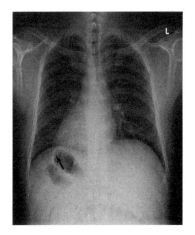 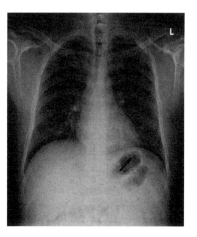

图 3-2-23　错误体位选择影像图　　　　图 3-2-24　规范体位影像图

2. 婴儿胸部正位摄影注意要点：

（1）受检查婴儿背靠检查床，陪护家属一人固定髋部，一人将婴儿手臂固定于身体两侧，使其不能移动（图 3-2-25）。

（2）选择小焦点、短时间、严格控制的照射野，并对未照射敏感部位做好防护。

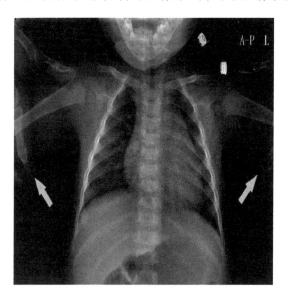

图 3-2-25　婴儿胸部正位影像图

3. 幼儿胸部正位摄影注意要点：

（1）为了避免幼儿后前位摄影时头部过度后仰，枕骨遮挡肺部，受检查幼儿站立或坐于摄影架前，背靠探测器，摄取前后位。

（2）陪护家属将幼儿双臂固定于身体两侧，并使幼儿头部尽量向上抬、转正，避免下颌遮挡胸廓上缘或体位不正导致图像出现脊柱侧弯和气道偏移（图 3-2-26、图 3-2-27）。

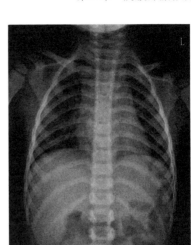

图 3-2-26　头未上抬遮挡肺尖、气道偏移　　　图 3-2-27　规范体位影像图

（3）选择小焦点、短时间、严格控制的照射野。

（4）对于站立不配合检查的幼儿，可采取仰卧位摄影。

四、胸部半坐前后位

（一）摄影规范

1. 体位：患者背靠探测器，头稍后仰，手背置于髋部，肘部内旋，身体矢状面垂直于探测器，肺尖及肋膈角均包括于探测器内（图 3-2-28）。

2. 中心线：经胸骨角垂直射入探测器。

3. 优质图像显示。①显示胸部正位影像，与胸部站立前后位影像比较，半坐位影像显示纵隔增宽，心脏及前肋骨影像放大，肺野相对缩小。②液气胸患者因液平面不与 X 线中心线平行，液面显示不锐利（图 3-2-29）。

4. 临床应用：适用于危重不能起床而有胸膜腔积液的患者。

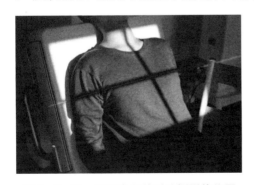

图 3-2-28　胸部半坐前后位摄影体位图

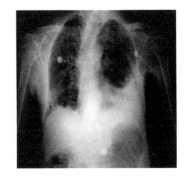

图 3-2-29　胸部半坐前后位影像图

（二）常见问题及解决方案

1. 该体位多用于科外床旁照片，由于床旁机所配探测器大小一般为 14 英寸×17

英寸，因此探测器可根据患者体型横向或竖向放置于患者背后。

2. 由于探测器直接放于患者背后，无滤线栅，不能过滤散射线，图像灰雾度较高。为提高图像质量，可适当降低摄影千伏值，减少散射线。

五、胸部侧卧后前位

（一）摄影规范

1. 体位：患者侧卧于摄影床上，下垫棉垫。疑有胸膜腔积液时，患者疑似病变侧在下。疑有胸膜腔积气时，患者疑似病变侧在上。探测器横立于胸前，包括受检侧的胸壁。靠近床一侧的上肢高举，屈肘抱头，另一侧上肢屈肘向前环抱探测器并使之固定（图 3-2-30）。

2. 中心线：经第 6 胸椎垂直射入探测器。

3. 优质图像显示。①显示胸部正位影像，纵隔轻度向近床侧移位，近床侧肺野变窄。②胸膜腔积液者在受检侧外部可见边缘锐利的液面。③胸膜腔积气者在受检侧外部可见半月形透亮区，其内无肺纹理（图 3-2-31）。

4. 临床应用：用于观察少量胸膜腔积液及危重不能起床而有液气胸的患者。

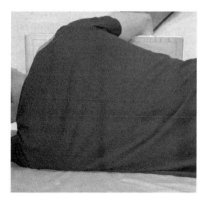 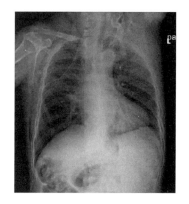

图 3-2-30　胸部侧卧后前位摄影体位图　　　图 3-2-31　胸部侧卧后前位影像图

（二）常见问题及解决方案

1. 由于探测器横立于患者胸前，为防止患者向探测器一侧挤压，造成探测器倾斜或倾倒，出于检查的准确性及安全考虑，可让患者家属到探测器后方辅助固定探测器。

2. 常规也可摄取胸部侧卧前后位，同理，患者双上肢举高，背靠固定的探测器（图 3-2-32、图 3-2-33）。

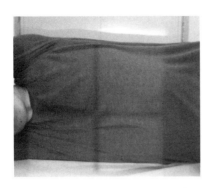
图 3-2-32　胸部侧卧前后位摄影体位图

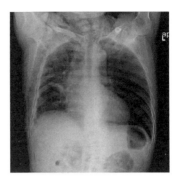
图 3-2-33　胸部侧卧前后位影像图

六、胸部仰卧侧位

（一）摄影规范

1. 体位：患者仰卧于摄影床上，背部垫 5cm 左右的棉垫。双臂上举，下颌抬高。探测器侧立于受检侧胸壁外，身体矢状面与探测器平行，上缘平甲状软骨，下缘包括第 12 胸椎，胸前及背后软组织均包括在探测器内（图 3-2-34）。

2. 中心线：经腋中线与第 5 胸椎平面交点垂直射入探测器。

3. 优质图像显示。①显示胸部侧位影像，膈肌位置较高，近前胸壁的肺组织显示清晰。②胸膜腔积液时，液体沉积于背部，液面呈线状；胸膜腔积气时，气体聚集于胸骨后呈带状。

4. 临床应用：用于观察不能移动的患者胸部侧位和胸膜腔积液遮蔽的前部肺野（图 3-2-33）。

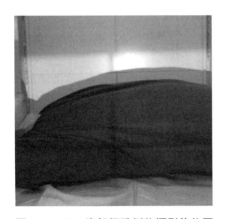
图 3-2-34　胸部仰卧侧位摄影体位图

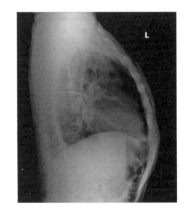
图 3-2-35　胸部仰卧侧位影像图

（二）常见问题及解决方案

临床中对于不能站立的患者以及婴幼儿的胸部侧位摄影，常采取胸部侧卧侧位摄影，方法同常规胸部侧位，辅以检查诊断，注意区别。

第三节　心脏摄影

一、心脏正位

（一）摄影规范

1. 体位：患者面向立式摄影架站立（不能站立者或急诊外伤患者可采取仰卧位摄影）。人体正中矢状线与探测器中线重合。嘱患者肩部自然下垂放松，双肘部屈曲，手背置于髋部，肘部前推使两肩部贴靠探测器（使患者的肩胛骨旋于肺野之外）。头部摆正，下颌略微上抬，前胸部尽量贴靠探测器。嘱患者屏气后迅速曝光（图3-3-1）。

2. 中心线：水平方向，通过第6胸椎，垂直射入探测器。

3. 优质图像显示。①肺门阴影结构可辨。②肺尖充分显示。③肩胛骨投影于肺野之外。④两侧胸锁关节对称。⑤膈肌包括完全，且边缘锐利。⑥心脏、纵隔边缘清晰锐利（图3-3-2）。

4. 临床应用：用于观察胸廓、纵隔病变，了解心脏及大血管的形态和大小。

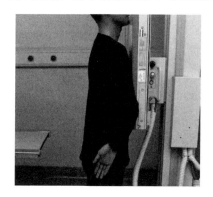
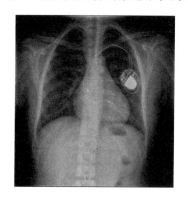

图3-3-1　心脏正位摄影体位图　　　　图3-3-2　心脏正位影像图

（二）常见问题及解决方案

常见问题及解决方案同常规胸部正位摄影。

二、心脏右前斜位

（一）摄影规范

1. 体位：嘱患者左手抬高，手背放置于脑后，右手自然下垂，置于腰间，面向摄影架采取站立位或者坐位（不能站立者）。身体稍向左侧旋转，使人体冠状面与探测器成45°~55°角。右侧前胸紧贴探测器。从左侧肩胛骨下缘进行投照（图3-3-3）。

2. 中心线：水平方向，对准左侧腋后线经第7胸椎高度垂直射入探测器。

3. 优质图像显示。①胸部呈斜位投影，心脏大血管投影于胸部左侧，不与胸椎重叠，胸椎投影于胸部右后 1/3 处。②心脏、升主动脉弓影及胸部周边肺纹理清晰可见。③肺尖显示清楚（图 3-3-4）。

4. 临床应用：用于观察左心房、右心室、右心房及肺动脉段的形态。

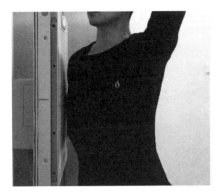 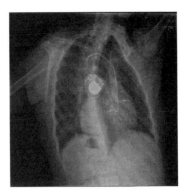

图 3-3-3　心脏右前斜位摄影体位图　　　　图 3-3-4　心脏右前斜位影像图

（二）常见问题及解决方案

1. 心脏摄影时，为观察左心房与食管邻近关系，需口服医用硫酸钡，嘱咐患者吞钡并立即进行动态摄影采取图像，观察食管钡剂充盈时左心房有无压迫食管（图 3-3-5）。

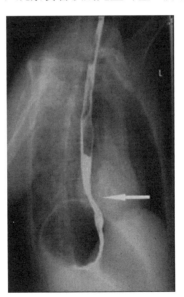

图 3-3-5　吞钡拍摄影像图

2. 注意其抬手放手姿势，临床检查中容易混淆，与肩胛骨斜位摄影加以区别。

三、心脏左前斜位

（一）摄影规范

1. 体位：嘱患者右手抬高，手背放置于脑后，左手自然下垂，置于腰间，面向摄影架采取站立位或者坐位（不能站立者）。身体稍向右侧旋转，使人体冠状面与探测器成 55°～65°角。左侧前胸紧贴探测器。从右侧肩胛骨下缘进行投照（图 3－3－6）。

2. 中心线：水平方向，经右侧腋后线第 7 胸椎高度垂直射入探测器。

3. 优质图像显示。①胸部呈斜位投影，心脏大血管于胸椎右侧显示，胸椎投影于胸部左后方 1/3 偏前处。②下腔静脉基本位于心影底部中央显示。③胸主动脉全部展现，边缘清晰。④胸部周边肺纹理、肺尖显示清楚（图 3－3－7）。

4. 临床应用：用于观察左心房、右心室、右心房及肺动脉段的形态。

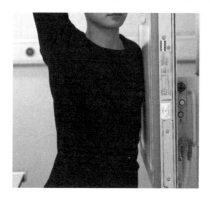
图 3－3－6　心脏左前斜位摄影体位图

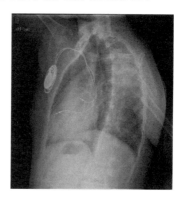
图 3－3－7　心脏左前斜位影像图

（二）常见问题及解决方案

临床上肋骨后前斜位与心脏斜位摄影体位相似，前者肋骨左后前斜位与右后前斜位分别使人体冠状面与探测器成 45°角，后者心脏左前斜位与探测器成 55°～65°角，注意其区别（图 3－3－8、图 3－3－9）。

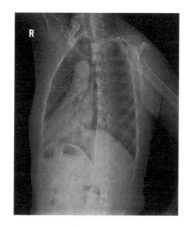
图 3－3－8　肋骨左后前斜位影像图

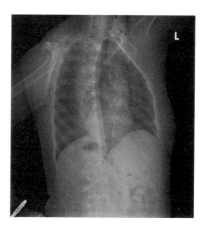
图 3－3－9　肋骨右后前斜位影像图

第四节　胸部特殊体位摄影

一、胸部前弓位（前后向）

（一）摄影规范

1. 体位：患者采取前后站立位，双足在摄影架前 20cm 处分开站稳，身体保持平衡。患者头部、颈部、肩部紧贴探测器，背部和腰部远离探测器，尽量前倾，与探测器成一定角度（30°～40°），手臂肘部屈曲向前旋转，并放置于腰间，下颌上抬。若患者配合困难，可嘱家属予以辅助。患者身体尽量后仰，球管倾斜相应角度予以投照（图 3－4－1）。

2. 中心线：对准胸骨角与剑突连线的中点，垂直射入探测器。

3. 优质图像显示。①肺门阴影结构清晰可辨。②锁骨、乳房、左心影内可分辨出肺纹理。③肺尖充分显示。④肩胛骨投影于肺野之外。⑤两侧胸锁关节对称。⑥膈肌包括完全，且边缘锐利。⑦心脏、纵隔边缘清晰锐利（图 3－4－2）。

4. 临床应用：主要用于显示肺尖部病变，在前后位被肋骨和锁骨遮蔽的病灶都能清楚显示。

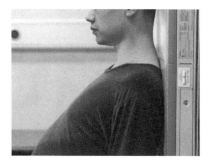 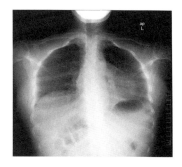

图 3－4－1　胸部前弓位（前后向）摄影体位图　　图 3－4－2　胸部前弓位（前后向）影像图

（二）常见问题及解决方案

1. 若摄影时锁骨未能投影在肺尖之上（图 3－4－3），可增加患者与探测器之间的夹角，也可适当向患者头侧倾斜相应球管角度（图 3－4－4）。

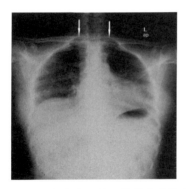 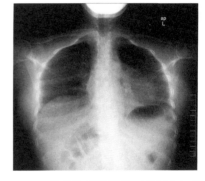

图 3-4-3　倾斜角度不够，锁骨未能拉出肺尖　　　图 3-4-4　规范胸部前弓位（前后向）影像图

2. 临床为便于观察右中叶肺不张及斜裂下段积液或前后向体位受限的患者，也可摄取胸部前弓位（后前向）。

（1）体位：患者面向摄影架站立，身体正中矢状面与探测器垂直，并对准探测器中线。腹部前凸贴于探测器，双手置于摄影架两侧，稳定身体，向后仰使冠状面与探测器成 45°角，探测器超出锁骨上缘（图 3-4-5）。

（2）中心线：水平投射，经第 4 胸椎水平垂直射入探测器。

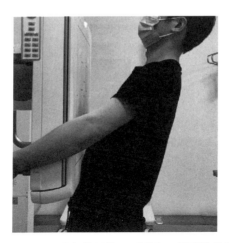

图 3-4-5　胸部前弓位（后前向）摄影体位图

二、胸骨斜位

（一）摄影规范

1. 体位：患者立于摄影床外侧，俯身使胸骨紧贴探测器相对应的检查床，身体矢状面与床面长轴垂直。探测器上缘达胸锁关节上，下缘包括剑突。两臂内旋置于身旁，颈部前伸，可垫以软垫支撑（图 3-4-6）。

2. 中心线：自背部脊柱右后倾斜 20°~30°角射入左前方，对准肩胛冈内缘与第 4 胸椎连线中点，经胸骨中点射入探测器中心。

3. 优质图像显示。①显示胸骨的后前位影像，胸骨位于影像正中，不与胸椎重叠。

②胸骨边缘锐利，骨质和关节间隙清晰，背景模糊。③从右后射入时，胸骨左侧部与心脏重叠，右侧与肺野重叠，显示密度不均匀，右侧对比度高于左侧，右侧缘清晰度较高（图3-4-7）。

4. 临床应用：用于观察胸骨前后面骨质情况。

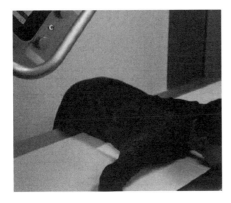 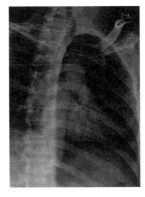 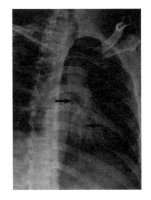

图3-4-6　胸骨斜位摄影体位图　　　　　　图3-4-7　胸骨斜位影像图

（二）常见问题及解决方案

1. 球管倾斜角度参考：中心线倾斜角度=40（常数）-胸部前后径（cm）。

2. 为了减少心脏搏动与呼吸运动造成的图像模糊，胸骨斜位摄影采取低kV、低mA、长ms曝光摄影，并嘱咐患者缓慢浅呼吸。

三、胸骨侧位

（一）摄影规范

1. 体位：患者侧身站立于摄影架前，双足分开站稳，下颌抬高，两臂背后交叉，两肩后倾，使胸骨前挺（图3-4-8）。

2. 中心线：经胸骨中部胸骨体垂直入射。

3. 优质图像显示。①显示胸骨侧位影像，全部胸骨不与肺组织或肋骨影像重叠。②胸骨前后缘骨皮质及骨纹理显示清晰。③胸锁关节重叠，胸前壁软组织清晰可见（图3-4-9）。

4. 临床应用：用于观察胸骨侧位像骨质情况。

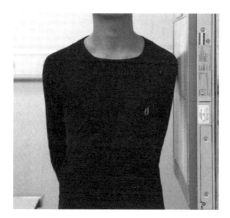
图 3－4－8　胸骨侧位摄影体位图

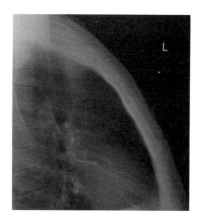
图 3－4－9　胸骨侧位影像图

（二）常见问题及解决方案

1. 患者侧身站立时可紧贴探测器固定住身体，防止在曝光过程中身体前后晃动造成胸骨不在影像中心或成像图像质量不合格。

2. 胸骨侧位摄影时应按标准侧位摆正，防止身体旋转造成胸骨侧位影像不标准，胸锁关节未重叠。

四、膈上肋骨前后位

（一）摄影规范

1. 体位：患者站立于摄影架前或仰卧于摄影床上，身体正中矢状面垂直于探测器并对准其中线。上臂上举抱头，肩部内收，避免肩胛骨与肋骨重叠。探测器上缘包括第 7 颈椎，下缘超出剑突，胸壁外缘在探测器边缘以内 3cm（图 3－4－10）。

2. 中心线：中心线向足端倾斜 10°～15°，经环状软骨与剑突连线中点射入探测器，深吸气后屏气曝光。

3. 优质图像显示。①显示第 1～6 前肋及第 1～10 后肋正位影像，包括两侧肋膈角，肋骨骨纹理清晰。②肋骨由后上方向前下方弯曲，腋中线部分弯曲重叠较多（图 3－4－11）。

4. 临床应用：用于观察膈肌以上肋骨（第 6 前肋及第 10 后肋）骨质情况及第 7 颈椎横突的肋骨化。

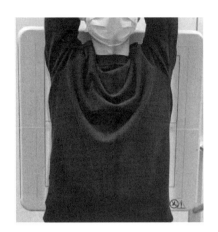
图 3-4-10　膈上肋骨前后位摄影体位图

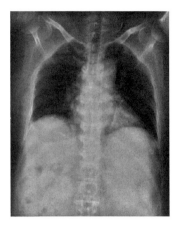
图 3-4-11　膈上肋骨前后位影像图

（二）常见问题及解决方案

通常膈上肋骨后前位也作为临床常用摄影位置，摄影体位同胸部立位后前位，可根据不同情况设计选择（图 3-4-12）。

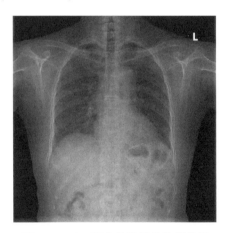
图 3-4-12　膈上肋骨后前位影像图

五、膈下肋骨前后位

（一）摄影规范

1. 体位：患者站立于摄影架前或仰卧于摄影床上，身体正中矢状面垂直于探测器并对准其中线。上臂上举抱头、髋、膝屈曲，双足踏于床面。探测器下缘对肋弓下 3cm 处，两侧包括胸腹外缘（图 3-4-13）。

2. 中心线：向头侧倾斜 10°～15°，经剑突与脐连线中点射入探测器，深呼气后屏气曝光。

3. 优质图像显示。显示第 7～12 肋骨正位影像，肋骨纹理清晰可见（图 3-4-14）。

4. 临床应用：用于观察第 7～12 肋骨骨质情况。

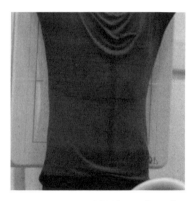

图 3-4-13　膈下肋骨前后位摄影体位图

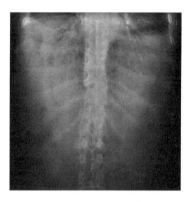

图 3-4-14　膈下肋骨后前位影像图

（二）常见问题及解决方案

注意与膈上肋骨前后位呼吸方式相鉴别。

1. 膈上肋骨前后位：深吸气后屏气曝光。
2. 膈下肋骨前后位：深呼气后屏气曝光。

六、肋骨斜位（前后向）

（一）摄影规范

1. 体位：患者背立于摄影架前，受检侧贴近探测器，身体冠状面与探测器成 25°～30°角。双臂上举，屈肘抱头，肩部内收。探测器上缘包括第 7 颈椎，下缘包括第 3 腰椎，前后缘在探测器内 3cm（图 3-4-15、图 3-4-16）。

2. 中心线：经胸骨中点垂直射入探测器。

3. 优质图像显示：显示受检侧肋骨斜位影像，腋中线部肋骨呈平面展示，骨纹理清晰，肋骨颈部显示较好（图 3-4-17、图 3-4-18）。

4. 临床应用：用于观察腋中线区肋骨弯曲部的骨质情况。

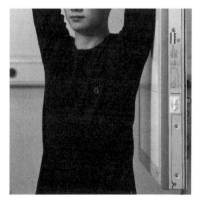

图 3-4-15　肋骨左前斜摄影体位图

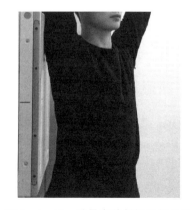

图 3-4-16　肋骨右前斜摄影体位图

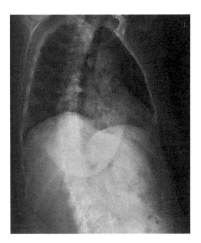 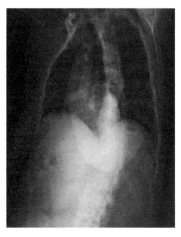

图 3-4-17　肋骨左前斜影像图　　　图 3-4-18　肋骨右前斜影像图

（二）常见问题及解决方案

注意肋骨斜位前后向与后前向的区别：肋骨斜位前后向受检侧贴近探测器，显示腋前段肋骨；肋骨斜位后前向受检侧远离探测器，显示腋后段肋骨。

七、肋骨切线位

（一）摄影规范

1. 体位：患者取立位或卧位，使局部胸壁与探测器垂直，并置于探测器中心（图3-4-19）。

2. 中心线：与受检部肋骨相切射入探测器

3. 优质图像显示：显示局部肋骨切线位影像，受检部肋骨骨质及肋骨外软组织显示清晰（图3-4-20）。

4. 临床应用：用于观察肋骨局部骨质情况。

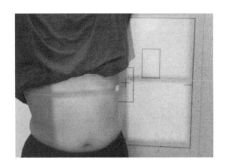 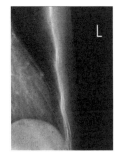 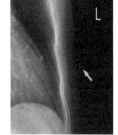

图 3-4-19　肋骨切线位摄影体位图　　　图 3-4-20　肋骨切线位影像图

（二）常见问题及解决方案

注意受检侧局部肋骨应做好对应的体表金属标记，便于对病变进行观察，并通过金属标记影像确定体位是否正确。

第五节　腹部摄影

一、腹部普通检查

（一）摄影规范

1. 体位：患者仰卧于检查台面（仰卧位），去除可影响检查的物品（如腰带、裤子拉链或其他金属物品等），双上肢置于身体两侧，呼气后屏气曝光。照射野应包括肾脏上极至耻骨联合（图3-5-1）。

2. 中心线：对准剑突与耻骨联合连线中点垂直射入探测器。

3. 优质图像显示。①腹部全部包括在照片内。腰椎投影于照片正中并对称显示。②两侧膈肌、腹壁软组织及骨盆腔均对称显示在照片内，椎体棘突位于照片正中。③膈肌边缘锐利，胃肠道气体清晰可见。④肾、腰大肌、腹膜外脂肪线及骨盆影像显示清楚（图3-5-2）。

4. 临床应用：用于观察腹部器官的形态、大小、结石及钙化，亦用于观察腹部肿块、急腹症及异物，是腹部常规片。临床多用于泌尿系统结石的检查。

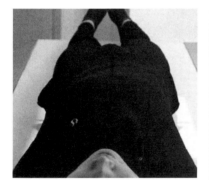 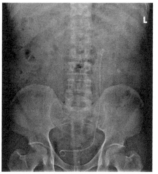 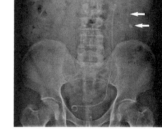

图3-5-1　腹部仰卧位摄影体位图　　　　图3-5-2　腹部仰卧位影像图

（二）常见问题及解决方案

1. 图像应包含整个泌尿系统，即肾盂-输尿管-膀胱全程，防止漏诊影响临床诊断。

2. 观察腹部肿块、异物、结石以及急腹症，需加摄腹部侧卧位片（图3-5-3、图3-5-4）。

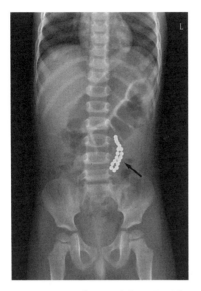
图 3-5-3　吞食异物腹部正位影像图

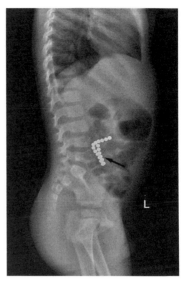
图 3-5-4　吞食异物腹部侧位影像图

二、急腹症检查

(一) 摄影规范

1. 体位分为立位、仰卧位、右上水平位、左上水平位。

(1) 急腹立位：要求包括膈肌上 1～3cm，胃内液气平面及可能出现的肠内液气平面均应辨认明确 (图 3-5-5、图 3-5-6)。

(2) 仰卧位同泌尿系统结石检查，常结合水平侧卧位一起摄影辅助诊断。

(3) 水平侧卧位需嘱患者侧卧于台面，面向球管，双上肢上举，背靠探测器，确保躯干部及骨盆无旋转，上缘应包括双膈面，下缘包括耻骨联合 (图 3-5-7、图 3-5-8、图 3-5-9、图 3-5-10)。

2. 中心线：经剑突与耻骨联合连线中点，垂直射入探测器。

3. 优质图像显示：①两侧膈肌、腹壁软组织及骨盆腔均对称显示在照片内，椎体棘突位于照片正中。②肾、腰大肌、腹膜外脂肪线及骨盆影像显示清楚。

4. 临床应用：用于消化道穿孔患者，观察膈下游离气体；用于肠梗阻患者，检查液气平面；确定肾的位置，常与腹部仰卧位片比较，明确肾活动范围。

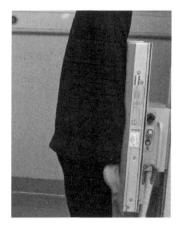
图 3-5-5　腹部站立正位摄影体位图

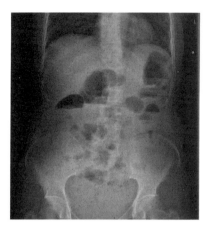
图 3-5-6　腹部站立正位影像图

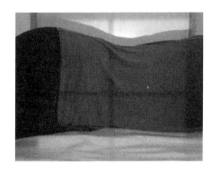
图 3-5-7　腹部右上水平位摄影体位图

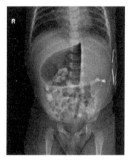
图 3-5-8　腹部右上水平位影像图

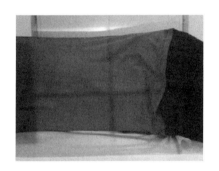
图 3-5-9　腹部左上水平位摄影体位图

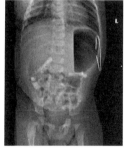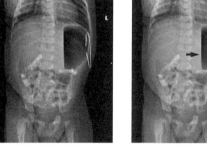
图 3-5-10　腹部左上水平位影像图

（二）常见问题及解决方案

1. 急腹症立位检查应加照侧位摄影，配合正位片辅助诊断（图 3-5-11、图 3-5-12）。

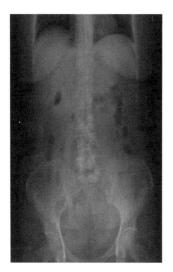 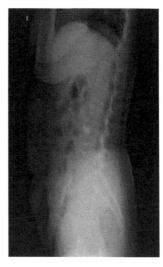

图 3-5-11　腹部站立正位影像图　　　图 3-5-12　腹部站立侧位影像图

2. 临床怀疑消化道穿孔者，在立位摄影中，右侧膈肌处因为肝脏的影响常无法观察到膈下游离气体，容易漏诊。因此可加摄腹部右上水平位明确诊断。

三、婴儿腹部倒立位

（一）摄影规范

1. 体位：摄影前去除可能产生伪影的物品，需准备金属标记及胶带。

采用倒立正侧位，将金属标记固定在肛门处。嘱家属或医护人员握住患儿双踝，并用双手托住患儿头颈部，行倒立前后正位和侧位摄影。婴幼儿摄影可根据实际情况减少曝光条件或给予适当防护。摄影距离：100cm。摄影范围应包括双膈面至整个臀部（肛门下缘 5cm）（图 3-5-13、图 3-5-15）。

2. 中心线：经过腹部正中垂直射入探测器。

3. 优质图像显示。①照片显示腹部倒立正侧位影像。②双侧椎弓根与髂骨翼对称性显示，照片上端应包括臀部皮肤，直肠肛管闭锁盲端（图 3-5-14、图 3-5-16）。③明显识别直肠肛管闭锁盲端，能可靠测定金属标记到直肠气体最高的距离、直肠的宽度。

4. 临床应用：用于检查先天性肛管直肠畸形。临床上常用于诊断新生儿的肛管闭锁，观察闭锁肠管到体表的距离。

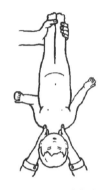

图 3-5-13　婴儿腹部倒立前后
正位示意图

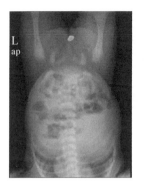

图 3-5-14　婴儿腹部倒立前后正位影像图

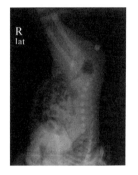
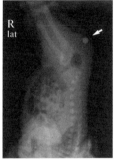

图 3-5-15　婴儿腹部倒立
侧位示意图

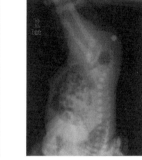
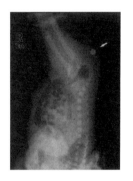

图 3-5-16　婴儿腹部倒立侧位影像图

（二）常见问题及解决方案

1. 倒立侧位时，因要测量肛门金属标记处与直肠末端气体的距离，应将患儿按标准倒立侧位摆正，避免体位不正导致测量误差。

2. 因受检患儿体位设计为倒立位，检查过程中一定要注意患儿的安全，认真嘱咐患儿家属将患儿托稳并固定。

第四章　躯干骨摄影规范

第一节　注意事项

一、临床应用

1. 适应证：躯干骨骼疼痛或运动障碍、外伤、肿瘤、炎症、畸形、术后治疗复查等。

2. 禁忌证：孕妇慎做躯干骨摄影。病情较重的患者如不能配合检查，待患者病情稳定后再行检查。

二、检查前准备

1. 清除摄影部位上的膏药、胶布、涂剂等残留物，去除可能产生伪影的衣物和饰品（项链、耳环等）。若无法立即去除，建议患者更衣或者去除后再行检查。

2. 根据机房检查项目需要，准备好角度测量器具和变换体位用枕、垫等。防护用品应准备两套，提供给患者和陪同者。

3. 摄影前观察患者有无驼背或侧弯畸形，根据摄影规范采用合适体位，尽量使 X 线成切线位通过椎间隙。不同胖瘦患者应根据实际情况进行摄影条件的调节。

4. 脊柱严重外伤时，移动体位要遵从急救转运的平抬原则和要领，避免检查室二次损伤或发生意外。必要时，请专科医师协助搬运。

5. 脊柱术后检查，注意保护脊柱并观察患者状态。

6. 认真核对摄影检查申请单（包括患者 ID 号、患者姓名、日期、体位等）。明确检查目的和摄影部位。对于检查目的、摄影部位不清楚的申请单，应告知患者并与临床医师核对准确后再行检查。

三、摄影参数

躯干骨数字化 X 线摄影通常选用大焦点摄影，摄影距离为 100～130cm，常规使用滤线栅。常见躯干骨摄影参数见表 4－1－1。

表 4-1-1　常见躯干骨摄影参数

部位	摄影体位	摄影距离（cm）	管电压（kV）	管电流量（mAs）
颈椎	张口位	115	58~63	8~12
	前后位	130	62~67	12~15
	侧位	130	62~67	12~15
	斜位	130	62~67	12~15
	功能位	130	62~67	12~15
胸椎	前后位	115	75~80	20~25
	侧位	115	80~85	25~30
腰椎	前后位	115	75~80	20~25
	侧位	115	85~90	40~45
	斜位	115	75~80	20~25
	功能位	115	85~90	20~25
骶椎	前后位	115	80~85	20~25
	侧位	115	85~95	25~30
尾椎	前后位	115	70~75	10~15
	侧位	115	85~90	15~20

四、图像质量控制

1. 体位设计依据临床需求，重点展示兴趣区的解剖结构和病变部位细节。

2. 脊柱摄影应包括易识别椎体及邻近器官组织，以便于定位和测量。

3. 脊柱活动范围大，脊柱摄影时应避免人为造成的前屈、后伸及侧弯畸形。

4. 脊柱摄影应尽量保护敏感器官（特别是婴幼儿和儿童）。向患者说明检查注意事项，取得配合。

5. 由于脊柱的生理性弯曲，中心线一般应从重点检查部位的椎间隙切入。颈椎正位和骶尾椎正位摄影必须倾斜投照，以保证椎间隙显示和重点检查的椎体变形较小。

6. 脊柱椎体钉和其他器材的内固定术后复查，必须包全内置金属植入物的上下两端。

7. 曝光结束后应预览图像并进行针对性后处理，调节 LUT 曲线到骨曲线。观察兴趣区影像，调整噪声水平和重构影像细节。根据兴趣区展示适当裁剪影像，核对左、右标记。

第二节　颈椎摄影

一、寰枢椎正位

（一）摄影规范

1. 体位：患者站立在摄影架前，双上肢置于躯体两侧，头颅正中矢状面垂直于探测器并与探测器中心重合。头稍后仰，使上颌门齿咬面至乳突尖的连线垂直于探测器。曝光时嘱患者口张大或发"啊……"声（图4-2-1）。

2. 中心线：通过两嘴角连线中点，垂直射入探测器。

3. 优质图像显示。①第1、2颈椎在上下齿列之间显示，第2颈椎位于其正中。②两侧上磨牙与枕骨底部相重合，第2颈椎齿突不与枕骨重叠，单独清晰显示。③磨牙与第1颈椎两侧块间隙对称，环枕关节呈切线位显示（图4-2-2）。

4. 临床应用：用于观察寰枢椎脱位、骨折及其他病变等。

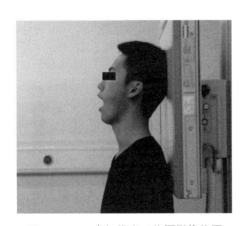

图4-2-1　寰枢椎张口位摄影体位图

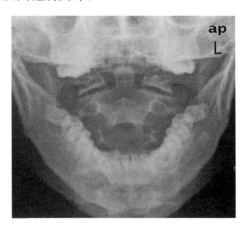

图4-2-2　寰枢椎张口位影像图

（二）常见问题及解决方案

1. 张口不足或过多，或者患者头仰起过多或不足等均会造成齿突显示不清，齿突与枕骨重叠或与上下颌骨重叠，无法判断齿突是否骨折或移位（图4-2-3、图4-2-4）。解决措施如下：

（1）在患者体位不变的情况下，尽量让患者张口。

（2）调整患者仰头角度，注意仰头角度适宜，上颌门齿咬合面至乳突尖的连线务必垂直于床面。

（3）在运动平板透视下进行透视定位，点片摄影。

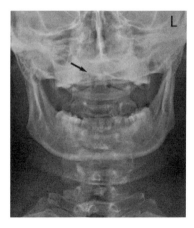

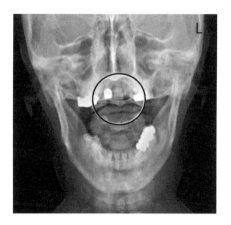

图 4-2-3　张口不足，齿突未充分显示出来　　　图 4-2-4　仰头过多，齿突显示略差

2. 体位不正，头部旋转或偏斜。解决措施如下：

（1）调整患者体位，将头部摆正。

（2）站立位下如无法保持体位，可行卧位摄影，将头部摆正。

3. 疑有寰枢椎旋转固定或半脱位，影像显示两侧寰枢关节不对称；患者自身寰枢椎有病变，体位也无法正常显示寰枢椎（图 4-2-5）。解决措施如下：

（1）可采用张口位，颈部保持正位体位，头部分别向左、右旋转 10°（图 4-2-6），观察左、右侧块与齿突的距离改变。

（2）除标准体位外，可增加非常规体位，以显示寰枢关节，或进行体层摄影。

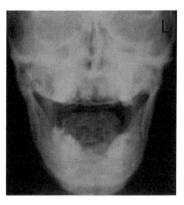

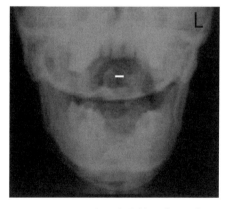

图 4-2-5　患者寰枢椎发育不正常　　　图 4-2-6　左、右旋转 10°，观察
　　　　　　　　　　　　　　　　　　　　　　　侧块与齿突的距离

4. 先天性斜颈的检查。先天性斜颈患者由于体位受限往往会增加摄影难度（图 4-2-7），例如齿突显示困难。解决措施如下：

（1）加摄左、右头颅 55°旋转张口位。

（2）可在透视下进行摄影，进行体层摄影（图 4-2-8），以较好地显示寰枢椎关系。

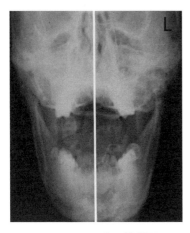

图 4-2-7　先天性斜颈

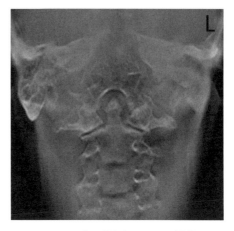

图 4-2-8　体层摄影，可显示最佳层面

5. 携带外固定支架患者的摄影。佩戴固定支架表明患者术后不久，未能独立支撑，技师不能自行撤除固定装置。若外在物遮盖了兴趣区，解决措施如下：

（1）请患者或家属咨询手术医生外固定支架是否可以拆除。

（2）确保外固定支架可拆除，应询问患者能否独自站立，若不能可让随行家属陪同，对家属进行辐射防护，或在确保安全的前提下让患者取坐位进行检查。

（3）若患者摘除外固定支架无法站立或取坐位，需行仰卧位摄影，以确保患者安全。

6. 术后复查。寰枕关节、寰枢椎的术后检查目的是满足临床需求。摄影要点是清楚显示椎体内植入物，尤其是查看金属植入物是否在位。

7. 影像未能显示齿突（图 4-2-9），可在观察侧位影像后（图 4-2-10），在硬腭底到枕后隆突下方画线，观察齿突是否显示在直线上方。确定后建议改变检查方法，例如采用融合体层摄影、CT 三维重建等。

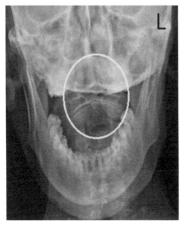

图 4-2-9　常规体位下，齿突
无法正常显示

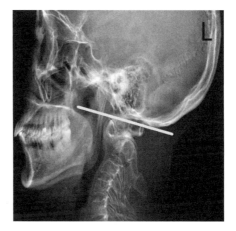

图 4-2-10　侧位影像上，可见
颈椎体异常

8. 检查安全。若临床上提示患者有颈椎脱位可能或外伤骨折待排，检查过程中应

特别小心。了解损伤情况后，评估患者状态，设计检查方案和体位，请临床医师陪同协助检查等。

9. 如患者装有活动义齿，必须将其除去，避免与颈椎影像重叠。

二、颈椎正位

（一）摄影规范

1. 体位：患者站立于摄影架前或仰卧于摄影台上，人体正中矢状面垂直于探测器并与探测器中线重合，颈背部贴近探测器。头略后仰，使听鼻线垂直于探测器。影像上缘与外耳孔平齐，下缘包括第 1 胸椎（图 4-2-11）。

2. 中心线：向头侧倾斜 10°～15°，对准甲状软骨下缘射入探测器中心。

3. 优质图像显示。显示第 3～7 颈椎正位影像，第 1、2 椎体与下颌骨重合显示不清，第 3～7 颈椎与第 1 胸椎显示于正中。颈椎棘突位于椎体正中，横突左、右对称显示。颈椎骨质、椎间隙与钩椎关节显示清晰。第 1 肋骨及颈旁软组织包括在影像内。气管投影于椎体正中，其边界易于分辨。下颌骨显示第 2、3 颈椎间隙高度。下颌骨与枕骨相重叠，两侧下颌角呈"△"显示，层次丰富、对比明显，无昏动（图 4-2-12）。

4. 临床应用：主要用于观察骨折（C_3～C_7）、颈椎结核、颈肋、脊髓型颈椎病。

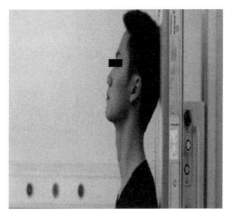

图 4-2-11　颈椎正位摄影体位图

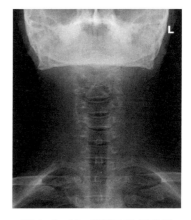

图 4-2-12　颈椎正位影像图

（二）常见问题及解决方案

1. 中心线向头侧倾斜的目的是以切线方向通过颈椎间隙，最大限度地显示出椎间隙和钩突关节。临床上提示颈椎弓度发生改变［正常颈椎弓度范围是（12±5）mm］，应先摄侧位，观察颈椎弓度改变以及各椎间隙的成角情况，再确定中心线倾角角度。

2. 颈椎正位摄影仰头过多或不足。颈椎正位常因摄影时未注意球管或患者仰头角度，造成仰头过多或不足的情况发生，未能达到影像质量要求。解决措施如下：

（1）注意球管角度，颈椎正位摄影必须倾斜角度，向头侧倾斜 10°～15°，视患者具体情况选择。

（2）患者仰头时，注意观察上颌门齿咬合面至乳突尖的连线是否垂直于台面，如枕骨大孔可见则提示仰头过度（图 4-2-13），下颌骨影可见则提示仰头不足（图 4-2-14）。

（3）如果患者仰头受限，可适当增加球管角度。

（4）选择适当的照射野，不宜过大或过小。

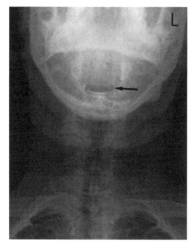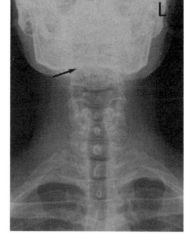

図 4-2-13　仰头过多，枕骨大孔可见　　　　図 4-2-14　仰头不足，上部颈椎体被下颌遮挡

3. 术后植入物。患者颈椎术后次日需进行 X 线复查，此时因患者术后短时间内无法自己移动，且部分患者无法坐位拍摄，在进行正位摄影时，若颈椎内金属植入物显示不正，会对临床术后评估造成一定影响（图 4-2-15、图 4-2-16）。解决措施如下：

（1）术后患者无法移动时，可将患者平移到摄影床上行仰卧位摄影。

（2）将患者身体摆正，正中矢状面平行于床面中心。

（3）让患者尽量仰头，如无法配合仰头，可适当增加球管倾斜角度，以便较好地显示椎体及金属内固定，且金属内固定务必左右对称，以助临床医师进行术后评估（图 4-2-17、图 4-2-18）。

（4）仰卧位摄影时，患者双肩应保持同一水平面上，双手置于身体两侧。

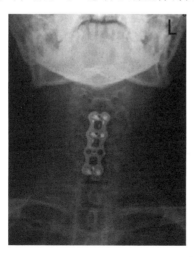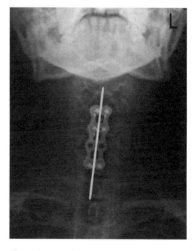

図 4-2-15　金属内固定略倾斜

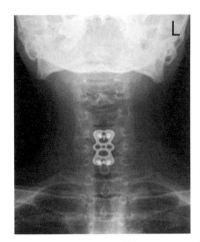

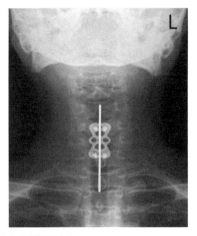

图 4-2-16　金属内固定居椎体正中

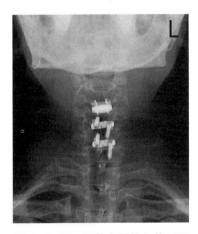

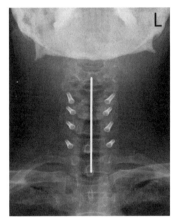

图 4-2-17　颈椎金属植入物 (1)　　　　图 4-2-18　颈椎金属植入物 (2)

4. 婴幼儿颈椎正位摄影。婴幼儿颈椎摄影常由于患儿自身发育差异以及无法配合体位导致图像质量较差。解决措施如下：常规情况下需要患儿家属辅助检查，给予家属辐射防护，时间允许的情况下可待婴幼儿熟睡以后再行摄影。

5. 衣服、首饰、头发等影响图像质量。部分患者衣服（如高领且材质较厚的毛衣等）伪影严重，直接影响颈椎椎体显示，无法达到影像诊断要求（图 4-2-19）。头发较多且束起者，也会在椎体后方产生伪影（图 4-2-20）。解决措施如下：让患者更换衣服，穿检查室专用衣服。

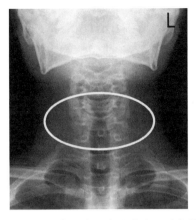

图 4-2-19　高领衣物产生密度不均匀伪影

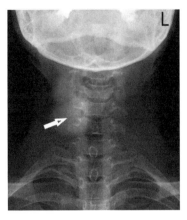

图 4-2-20　束起的头发产生高密度伪影

三、颈椎侧位

（一）摄影规范

1. 体位：患者侧立于摄影架前，两足分开使身体站稳，外耳孔与肩峰连线位于探测器中心。头稍后仰，下颌前伸，头颈部正中矢状面平行于探测器，上颌门齿咬面与乳突尖端连线与水平面平行。双肩尽量下垂，必要时辅以外力向下牵引。探测器上缘包括外耳孔，下缘包括肩峰。寰枢椎侧位时，应把下颌骨至枕骨大孔前后缘包完（测量钱伯伦线，判断颅底凹陷）（图 4-2-21）。

2. 中心线：经甲状软骨平面颈部的中点，水平方向垂直射入探测器中心。

3. 优质图像显示：显示全部颈椎侧位影像，第 1~7 颈椎显示于图像正中。各椎体后缘均无双边影。椎体骨质、各椎间隙及椎间关节显示清晰。下颌骨不与椎体重叠。气管、颈部软组织层次清楚（图 4-2-22）。

4. 临床应用：用于颈椎病、颈椎结核、脊髓型颈椎病的检查。

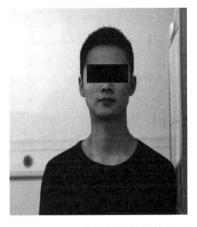

图 4-2-21　颈椎侧位摄影体位图

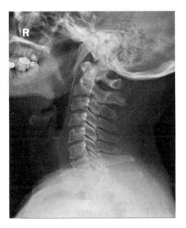

图 4-2-22　颈椎侧位影像图

（二）常见问题及解决方案

1. 体位不正。摄影前未将患者身体进行标准体位摆放，造成颈椎在侧位像上显示不佳。例如椎体舌缘存在双边影，椎弓未重叠，左、右下颌升支未重叠在一起。解决措施如下：调整患者体位，身体呈标准侧位，头部稍后仰（或下颌做反颌姿势）。避免下颌支与寰椎前结节相重叠，肩部尽量下垂，以显示第 7 颈椎。

2. 术后内固定。术后内固定颈椎侧位摄影的常见问题是金属内固定在影像上未能完全重叠（图 4-2-23、图 4-2-24）。此问题多数是患者体位不正引起的。当金属内固定置于颈椎下段，在进行侧位摄影时，由于肩关节重叠，部分内固定会被遮挡（图 4-2-25）。解决措施如下：

（1）观察患者身体是否处于标准侧位、颈椎的长轴是否与探测器平行。

（2）观察左、右下颌升支是否重叠在一起。

（3）观察金属内固定偏移位置，可往相反方向旋转身体。

（4）患者若无法自行配合，可嘱家属辅以外力，双肩尽量下拉，使金属内固定全部显示在视野中（图 4-2-26、图 4-2-27）。

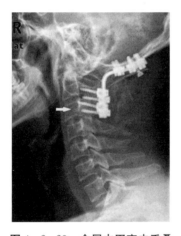

图 4-2-23　金属内固定未重叠

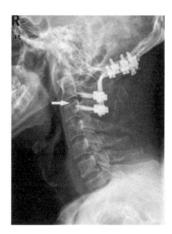

图 4-2-24　金属内固定基本重叠

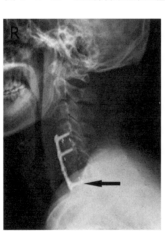

图 4-2-25　金属内固定下段显示欠佳

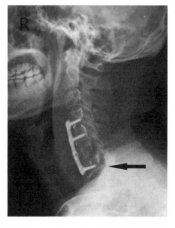

图 4-2-26　金属内固定整段显示

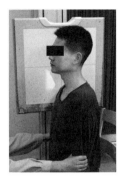

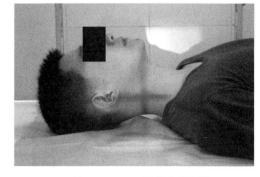

图 4−2−27 避免肩关节遮挡颈椎   图 4−2−28 颈椎水平侧位

3. 脊柱外伤者无法行站立位摄影。脊柱外伤者行颈椎侧位摄影时，由于患者为初次就诊，为了避免造成二次伤害，故不能随意搬动患者，可水平侧位摄影或将患者检查床移至立式摄影架前（图 4−2−28）。患者肩部尽量下垂，必要时可以让家属辅以外力，以显示第 7 颈椎。

4. 婴幼儿检查。婴幼儿进行检查时，可行水平侧位摄影，固定好婴幼儿头部及躯体避免其运动产生伪影，给予患儿与家属相应防护。

四、颈椎后前斜位

（一）摄影规范

1. 体位：患者取站立位，面向摄影架，受检侧靠近探测器，使人体冠状面与摄影架探测器成 45°～55° 角，下颌稍前伸，上肢尽量下垂。颈椎序列长轴，置于探测器长轴中线。探测器上缘包括外耳孔，下缘包括第 1 胸椎（图 4−2−29）。

2. 中心线：对准甲状软骨平面颈部中点，向足侧倾斜 10°～15°，射入探测器中心。应摄左右两侧，以做对比。

3. 优质图像显示：显示颈椎斜位影像，第 1～7 颈椎显示于影像正中。近探测器侧椎间孔、椎弓根显示清楚，椎间孔显示于椎体与棘突之间，椎弓根投影于椎体正中。诸椎体骨质清晰，椎间隙清晰。下颌骨不与椎体重叠（图 4−2−30）。

4. 临床应用：此体位用于检查颈椎椎间孔和椎弓根病变。

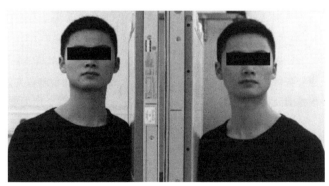

A 左前斜位   B 右前斜位

图 4−2−29 颈椎斜位摄影体位图

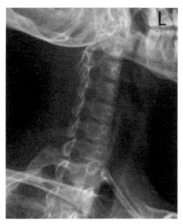
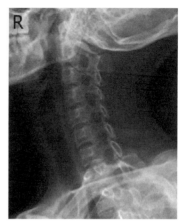

A 左前斜位   B 右前斜位

图 4－2－30　颈椎斜位影像图

(二) 常见问题及解决方案

1. 角度旋转不足或过大。患者身体旋转角度不足或过大，直接影响图像显示，例如椎间孔显示不佳 (图 4－2－31)，椎间孔前缘的上/下相邻椎体的唇状椎间间隙界限不清楚。解决措施如下：①保证身体旋转角度适中，斜位人体冠状面与摄影架探测器成 45°～55° (图 4－2－32)。②下颌尽量往前伸，下颌骨避免与椎体重叠。

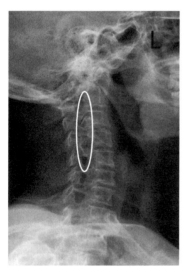
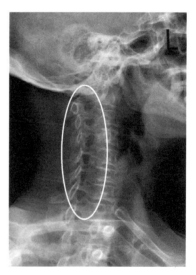

图 4－2－31　患者身体与探测器角度   **图 4－2－32　调整患者身体与探测器之间**
过大，上段椎间孔显示不佳   **的角度，整个序列椎间孔可见**

2. 术后复查。术后植入物患者进行斜位摄影，主要是为了观察椎间孔以及金属与椎体之间的关系。在患者身体允许的情况下，进行标准斜位体位摄影即可 (图 4－2－33、图 4－2－34)。

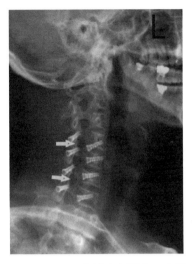

图 4-2-33　左前斜位金属内固定显示

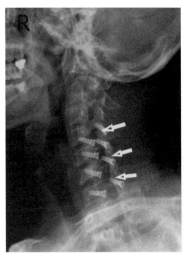

图 4-2-34　右前斜位金属内固定显示

五、颈椎功能位（颈椎过伸过屈）

（一）摄影规范

1. 体位：患者侧立于探测器前，两足分开，使身体站稳。患者肩部保持不动，尽量下垂，颈部尽量前屈（过屈位）（图 4-2-35）或后仰（过伸位）（图 4-2-36）。如病情较重，也可取坐位摄影。

2. 中心线：水平方向对准第 4 颈椎摄入。

3. 优质图像显示：第 1~7 颈椎以最大屈度显示于正中，下颌骨不与椎体重叠，颈椎前部软组织层次可辨，椎体骨纹理清晰（图 4-2-37、图 4-2-38）。

4. 临床应用：主要用于观察颈椎脱位、椎体不稳、椎体强直等。

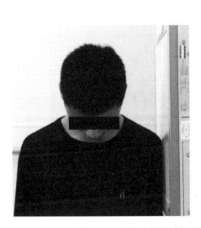

图 4-2-35　颈椎过屈功能位摄影体位图

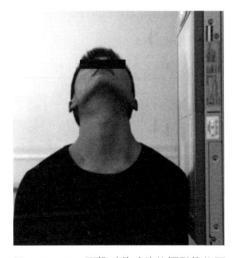

图 4-2-36　颈椎过伸功能位摄影体位图

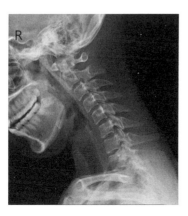

图 4-2-37　颈椎过屈功能位影像图

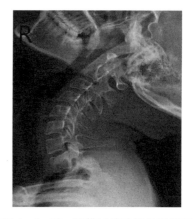

图 4-2-38　颈椎过伸功能位影像图

（二）常见问题及解决方案

1. 颈椎间盘术后椎间盘前间隙显示（图 4-2-39、图 4-2-40）。

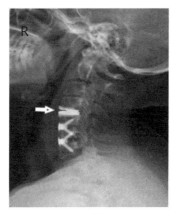

图 4-2-39　颈椎间盘置换术后
过伸位显示椎间盘前间隙

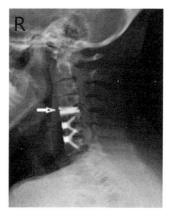

图 4-2-40　颈椎间盘置换术后
过屈位显示椎间盘前间隙

2. 颈椎术后植入物需重叠显示（图 4-2-41、图 4-2-42）。

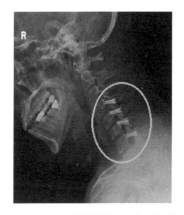

图 4-2-41　金属植入术后患者进行
功能摄影时，螺钉需重叠（过屈位）

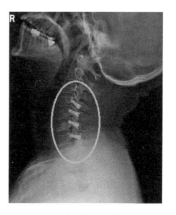

图 4-2-42　金属植入术后患者进行
功能摄影时，螺钉需重叠（过伸位）

第三节 胸椎摄影

一、胸椎正位

（一）摄影规范

1. 体位：患者仰卧于摄影床上，人体正中矢状面垂直于床面，并与床面中线重合。头稍后仰，双上肢置于身体两侧，下肢伸直或髋关节、膝关节屈曲，两足平踏床面。探测器上缘包括第 7 颈椎，下缘包括第 1 腰椎（图 4-3-1）。

2. 中心线：对准胸骨角与剑突连线中点，与探测器垂直。

3. 优质图像显示：上部胸椎及第 7 颈椎或下部胸椎及第 1 腰椎于影像正中显示。棘突序列于椎体正中，两侧横突、椎弓根对称显示。各椎体间隙、椎骨纹理显示清晰锐利。因气管一般约在第 4 或第 5 胸椎分叉，横隔约在第 9 或第 10 胸椎等高处，故上部胸椎与气管重叠，组织密度较低。下部胸椎体与心脏和横隔重叠，组织密度则较上部胸椎高。胸椎各椎骨前后位影像显示清晰，层次丰富、对比良好，无明显伪影（图 4-3-2）。

4. 临床应用：主要用于观察胸椎的形态、骨质、关节间隙及软组织情况。

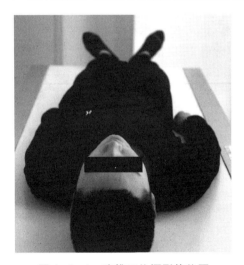 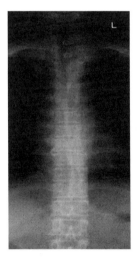

图 4-3-1 胸椎正位摄影体位图　　　图 4-3-2 胸椎正位影像图

（二）常见问题及解决方案

1. 伪影、异物影。患者在检查前未取金属异物或脱内衣，则会在受检部位产生伪影、异物影，影响诊断（图 4-3-3）。解决措施如下：在曝光前应提醒患者清除受检部位所有会产生伪影、异物影的异物，例如项链、带金属的内衣等。

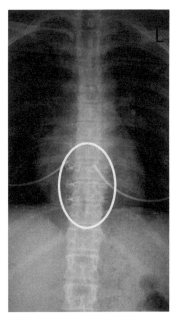

图 4-3-3　未脱内衣，衣物上伪影较多

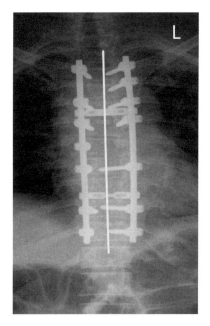

图 4-3-4　胸椎金属内固定术后影像图

2. 胸椎内固定术后复查。部分胸椎内固定术后复查，应根据具体情况将内固定金属植入物全部包括在视野中。注意内固定金属植入物左右保持对称，以便临床术后评估（图 4-3-4）。

3. 定位摄影。根据临床医师的特殊要求，部分患者术前摄影需要在胸椎处标记（多使用回形针进行标记），该摄影勿将患者体表标记移除（图 4-3-5、图 4-3-6）。

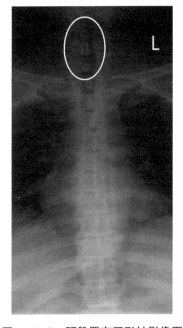

图 4-3-5　颈段置有回形针影像图

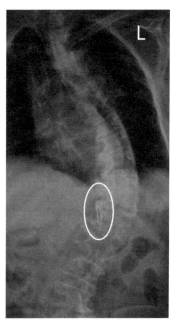

图 4-3-6　胸腰交界处置有回形针影像图

4. 体位不正。曝光前未将患者身体摆正，则胸椎显示不正（图 4-3-7、图 4-3-8）。

解决措施如下：①在进行曝光前，务必先调整患者身体，正中矢状线与床面中线平行。②若因患者自身差异无法将身体摆成一条直线，则尽量调整体位。③驼背患者若无法仰卧于摄影床上，可行站立位摄影。胸椎无法贴近床面时，可行后前位摄影。务必将所选择项目与实际体位相对应，避免造成图像反位。

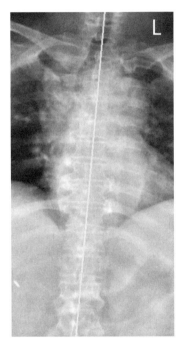 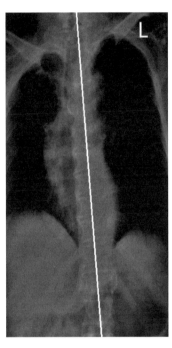

图4-3-7 **体位不正，脊柱倾斜（1）** 图4-3-8 **体位不正，脊柱倾斜（2）**

二、胸椎侧位

（一）摄影规范

1. 体位：患者侧卧于摄影床上，双侧上肢尽量上举抱头，双下肢屈曲，膝部上移。腰部垫以棉垫，使胸椎序列平行于台面，并置于台面中线。探测器上缘包括第1胸椎，下缘包括第1腰椎（图4-3-9）。

2. 中心线：对准第7胸椎垂直射入探测器。

3. 优质图像显示：胸椎呈侧位像显示于影像正中，略有后突弯曲，不与肱骨重叠。椎体各缘呈切线状显示，无双边影，椎间隙清晰明确。肺野部分密度均匀，与椎体对比适中。各椎体及其附件结构易于分辨，骨纹理清晰显示（图4-3-10）。

4. 临床应用：主要用于观察胸椎侧位的形态、排列曲度及骨质情况。

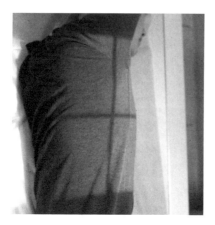

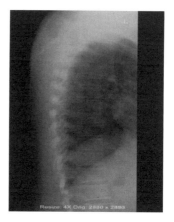

图 4-3-9 胸椎侧位摄影体位图   图 4-3-10   胸椎侧位影像图

（二）常见问题及解决方案

1. 范围不足。胸椎侧位摄影时，由于肱骨头重叠直接影响第 1、2 胸椎的显示，如果图像摄影中心靠上，或过多照入颈椎，则下段胸椎可能显示不全。解决措施如下：进行胸椎侧位摄影时，探测器上缘可与肱骨头重叠处平行，下缘包括第 1 腰椎（图 4-3-11）。

2. 体位不正。由于患者身体差异，例如较瘦的患者进行侧位摄影时，由于腰部较细，可能造成椎体不在一条直线上，使椎体产生双边影，或椎间隙不清。解决措施如下：①可以将腰部垫以棉垫，使椎体保持直线。②如未垫棉垫，可以将球管向头侧倾斜5°~10°。

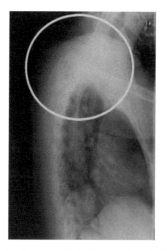

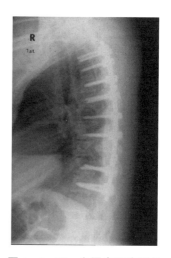

图 4-3-11   下段胸椎显示不全，上段颈椎   图 4-3-12   金属内固定重叠
摄入过多且无法清晰显示第 1、2 胸椎

3. 术后复查。术后内固定金属植入物复查的患者，内固定金属未重叠不满足临床需求（图 4-3-12）。解决措施如下：①调整患者体位，背部垂直于台面，内固定金属务必上下重叠。②可在腰部垫以棉垫，以保持椎体在一条直线上。

第四节 胸腰段交界处椎体摄影

一、胸腰段交界处椎体正位

(一)摄影规范

1. 体位:患者仰卧于摄影床上,人体正中矢状面垂直于床面,并与床面中线重合。双上肢置于身体两侧,下肢伸直或髋关节、膝关节屈曲,两足平踏床面。患者仰卧时,身体不能弯曲,避免出现人为的胸腰椎侧弯。探测器上缘包括第9胸椎,下缘包括第3腰椎(图4-4-1)。

2. 中心线:对准第12胸椎垂直射入。体表标志较难判断时,可将照射野下缘平髂脊处。

3. 优质图像显示:脊柱位于影像中线,各椎体棘突呈一条直线将椎体等分为左、右两部分,椎弓根呈椭圆形对称排列。位于X线摄影中心的椎体呈矩形,椎体边缘骨皮质相重叠显示为致密影。上、下关节突形态可辨,椎间隙存在,各椎体的骨质结构清楚,椎体横突形态完整。脊柱与周围软组织界限分明,胸椎旁线,腰大肌影等软组织层次分明(图4-4-2)。

4. 临床应用:主要用于观察胸腰交界处的骨折、肿瘤、脊柱侧弯、强直性脊柱炎等。

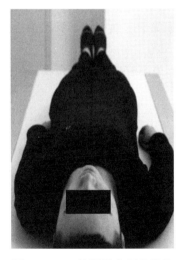

图4-4-1 胸腰段交界处椎体
正位摄影体位图

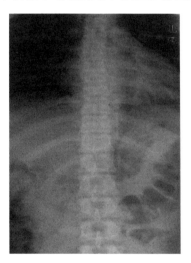

图4-4-2 胸腰段交界处椎体
正位影像图

(二)常见问题及解决方案

体位不正:曝光前未将身体摆正,造成脊椎在影像中显示不正。术后内固定复查,体内金属钉未能正常显示(图4-4-3)。解决措施如下:调整患者体位,使脊柱处于影像中线,各棘突可连成一条直线将椎体等分为左、右两部分。体内有金属植入物,务必将身体中线摆正，使金属内固定在片中正常显示，两侧基本相平（图 4-4-4）。

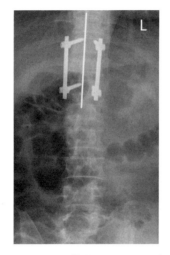
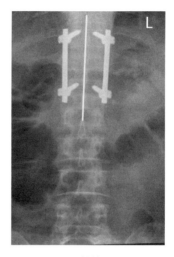

图 4-4-3　体位不正，金属内　　　　图 4-4-4　调整体位后，金属内
固定显示不对称　　　　　　　　固定左右基本对称

二、胸腰段交界处椎体侧位

（一）摄影规范

1. 体位：患者侧卧于摄影床上，贴近床面的上肢垫在头下，双下肢屈曲，膝部上移。腰部垫以棉垫，使胸腰椎序列平行于床面，并置于床面中线。探测器上缘包括第 9 胸椎，下缘包括第 3 腰椎（图 4-4-5）。

2. 中心线：对准第 12 胸椎垂直射入。体表标志不好判断时，可将照射野下缘平髂脊处。

3. 优质图像显示：脊柱保持正常的生理弓度，影像可见脊柱呈完全侧位像。各椎体轮廓呈矩形，锥体后缘无双边影，两侧椎弓重叠良好。椎间隙和椎间孔清晰可见。椎体前部的软组织无重影，椎体与软组织结构形成良好反差（图 4-4-6）。

4. 临床应用：主要用于观察胸腰椎交界处侧位的形态、排列曲度及骨质情况。

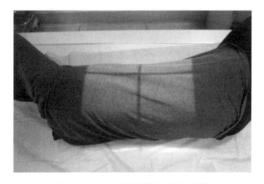
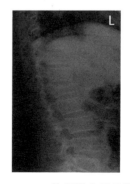

图 4-4-5　胸腰段交界处椎体　　　　图 4-4-6　胸腰段交界处椎体
侧位摄影体位图　　　　　　　　侧位影像图

（二）常见问题及解决方案

体位不正：体位不正会造成椎体在侧位像上显示不佳，产生双边影，椎间隙显示不清，金属内固定植入物重叠不佳等，影响临床术后评估（图4-4-7）。解决措施如下：①按照标准体位进行摆位，观察椎体在侧位上是否有双边影、椎体是否为切线位。②金属内固定术后复查，内固定植入物在侧位上务必完全重叠。如患者腰部较瘦，可在腰部垫棉垫。术后患者无法固定身体，可让家属帮忙，或给予患者一固定物进行固定，以免患者身体不稳，产生不符合临床需求的图像（图4-4-8）。

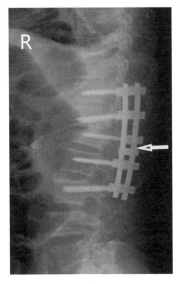

图4-4-7 金属内固定未重叠

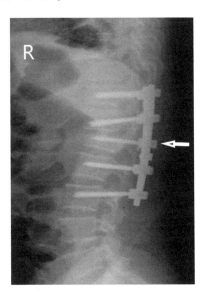

图4-4-8 金属内固定重叠佳

第五节 腰椎摄影

一、腰椎正位

（一）摄影规范

1. 体位：患者仰卧于摄影床上，人体正中矢状面垂直于床面，并与床面中线重合。两侧髋部和膝部弯曲，使腰部贴近床面，以矫正腰椎生理弯曲度，减少失真。双上肢置于身体两侧或上举抱头。探测器上缘包括第12胸椎，下缘包括第1骶椎（图4-5-1）。

2. 中心线：对准脐上3cm处垂直射入探测器。

3. 优质图像显示：包括第12胸椎至第1骶椎全部椎骨及两侧腰大肌。椎体位于影像正中，两侧横突、椎弓根对称显示。第3腰椎椎体各缘呈切线显示，无双边影，椎间间隙清晰可见，腰椎椎体上下缘呈单边显示。腰大肌影清晰。为了减少腰椎生理性前突，尽量与探测器平行，应双膝屈曲，腰背部紧贴床面。图像层次丰富、对比良好，无明显伪影（图 4-5-2）。

4. 临床应用：主要用于观察腰椎的骨质、形态、关节间隙及腰大肌有无异常改变。

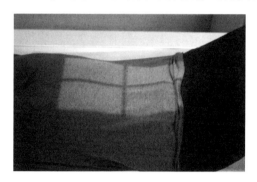

图 4-5-1　腰椎正位摄影体位图

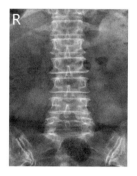

图 4-5-2　腰椎正位影像图

（二）常见问题及解决方案

1. 伪影。摄影前未仔细检查患者的投照范围内是否有金属异物或其他能产生伪影的物品，如女士内衣、腰带等（图 4-5-3、图 4-5-4）。解决措施如下：清除所有可能产生伪影的物品。检查前请患者提前更换检查备用衣服，避免因图像伪影，反复曝光。

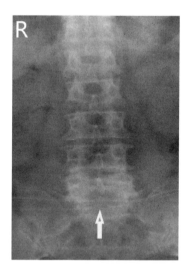

图 4-5-3　裤子上腰带伪影

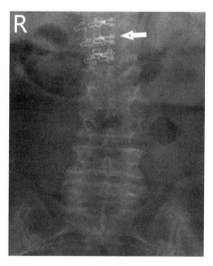

图 4-5-4　未脱内衣，金属伪影

2. 体位不正。摄影前未将患者躯体摆正，脊柱未在一条直线上。若身体弯曲，可能会出现人为的腰椎侧弯，应尽量避免此类情况发生。体内有内固定金属植入物时，应观察内固定是否左右对称显示在视野中（图 4-5-5）。解决措施如下：调整体位，确保脊柱在一条直线上。内固定金属植入物除特殊情况外，在摄影时应保持两侧对称显示（图 4-5-6）。

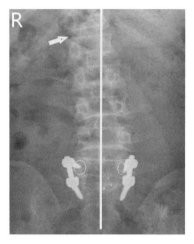

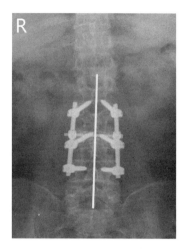

图 4-5-5　体位不正，椎体弯曲，金属内固定未对称

图 4-5-6　金属内固定两侧对称显示

二、腰椎侧位

（一）摄影规范

1. 体位：患者侧卧于摄影床上，双侧上肢自然上举抱头，双下肢屈曲，使腰椎长轴平行于床面，并置于床面中线。探测器上缘包括第 12 胸椎，下缘包括第 1 骶椎（图 4-5-7）。

2. 中心线：对准第 3 腰椎垂直射入探测器。

3. 优质图像显示：包括第 12 胸椎至第 1 骶椎全部椎骨及两侧腰大肌。腰椎椎体各缘无双边影，尤其是第 3 腰椎。椎体骨皮质和骨小梁结构清晰可见。椎弓根、椎间孔和邻近软组织可见。椎间关节、腰骶关节及棘突可见（图 4-5-8）。

4. 临床应用：主要用于观察腰椎侧位的骨质、形态、椎间盘、棘突、关节突的情况。

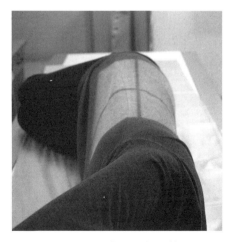

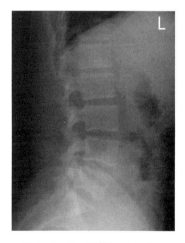

图 4-5-7　腰椎侧位摄影体位图

图 4-5-8　腰椎侧位影像图

（二）常见问题及解决方案

1. 体位不正。曝光前未将体位摆正，会造成椎体在侧位上显示不佳，椎体出现双边影，部分图像椎间隙显示不清。术后内固定金属植入物患者复查时，内固定上下缘未重叠，影响临床疗效评估（图 4-5-9）。解决措施如下：调整患者躯体，让患者冠状面垂直于台面，观察椎体是否出现双边影。若患者腰部较细，可在腰部垫棉垫，使身体保持在一条直线上，避免椎体出现双边影（图 4-5-10）。

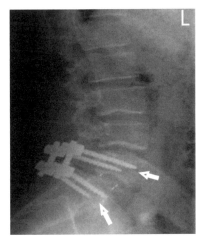 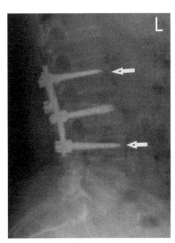

图 4-5-9　体位不正，内固定未对齐　　图 4-5-10　调整体位，金属假体对齐

2. 伪影。急诊患者异物较多，如电极线、输液软管等在受照区域将影响图像显示（图 4-5-11）。解决措施如下：在确保安全的情况下，将影响图像的异物移到受照视野外。

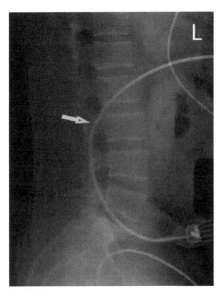

图 4-5-11　各种电线在脊柱上，影响影像诊断

3. 不能移动患者。对于腰椎损伤者，采取水平侧位摄影，避免二次搬动损伤。

三、腰椎斜位

（一）摄影规范

1. 体位：患者侧卧于摄影床上，近床面侧髋部及膝部弯曲，对侧下肢伸直。身体后斜，使冠状面与床面约成 35°角，腰椎长轴对准床面中线。探测器上缘包括第 12 胸椎，下缘包括上部骶椎（图 4－5－12）。

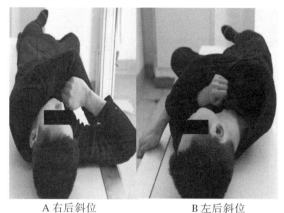

A 右后斜位   B 左后斜位

图 4－5－12　腰椎斜位摄影体位图

2. 中心线：对准第 3 腰椎垂直射入探测器中心（常规摄左、右后斜位）。

3. 优质图像显示：第 1～5 腰椎及腰骶关节呈斜位，于影像正中显示。各椎弓根投影于椎体正中或前 1/3 处，受检侧椎间关节投影于椎体后 1/3 处，呈切线位显示。椎间隙显示良好，第 3 腰椎上、下面的两侧缘应重合为一致密线状影。椎弓部分的"狗"的侧面形象界限清楚（受检侧的横突相当于狗嘴，椎弓根似狗眼，上关节突为狗耳，下关节突为狗前腿，椎板为狗腹，峡部为狗颈，对侧横突为狗尾，对侧下关节突为狗后腿）（图 4－5－13）。

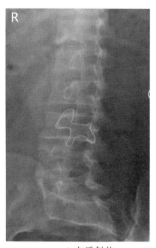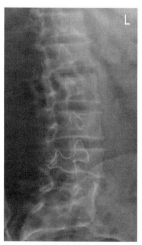

A 右后斜位   B 左后斜位

图 4－5－13　腰椎斜位影像图

4. 临床应用：主要用于观察腰椎斜位的骨质、形态、关节突的情况，腰椎椎弓及峡部的病变。

（二）常见问题及解决方案

1. 体位不正。腰椎斜位最常见的问题即体位不正，身体旋转角度不足或过大，主要是因为患者后倾时身体不稳，导致曝光时角度可能发生变化，造成腰椎斜位图显示欠佳（图 4-5-14）。解决措施如下：当患者身体后倾不稳时，可用棉垫或沙袋支撑。在椎体斜位上"狗"的侧面形象界限清楚（图 4-5-15）。

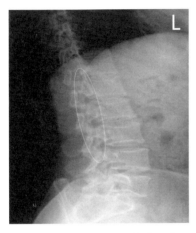
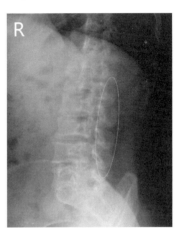

图 4-5-14　角度过大，"小狗"未显示　　图 4-5-15　角度过大，棘突显示不佳

2. 伪影。患者的衣物上会有部分材料影响图像质量（图 4-5-16）。解决措施如下：摄影前将一切可影响图像的异物去除，或换上检查专用服。

3. 角度不足，中心线未在椎体上。腰椎斜位通常会让身体与台面成一定角度，若角度过大或过小，会影响图像显示。如果中心线未垂直于腰椎，影像会产生变形失真。解决措施如下：腰椎斜位摄影时，身体倾斜角度应适宜，中心线对准腰椎垂直摄影，影像无变形失真。

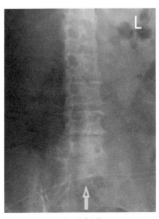
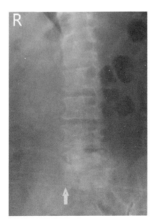

A 左后斜位　　　　　　　　　　　B 右后斜位

图 4-5-16　图像上异物较多，且腰椎未在影像中心，摄影范围过大

四、腰椎功能位

（一）摄影规范

1. 体位：同腰椎侧位摄影。过伸指尽量挺胸挺腹，使腰椎体尽量呈过伸姿势。过屈指身体尽量向中间抱团，可用双手抱膝关节（可站位摄影或侧卧位摄影）（图 4－5－17、图 4－5－18）。

2. 中心线：对准第 3 腰椎，垂直射入探测器中心。

3. 优质图像显示：腰椎椎体各缘无双边影，椎体骨皮质和骨小梁结构清晰可见。椎弓根、椎间孔和邻近软组织可见。椎间关节、椎体间关系清晰（图 4－5－19、图 4－5－20）。

4. 临床应用：主要用于腰椎椎体滑脱的影像诊断、腰椎术后功能评价。

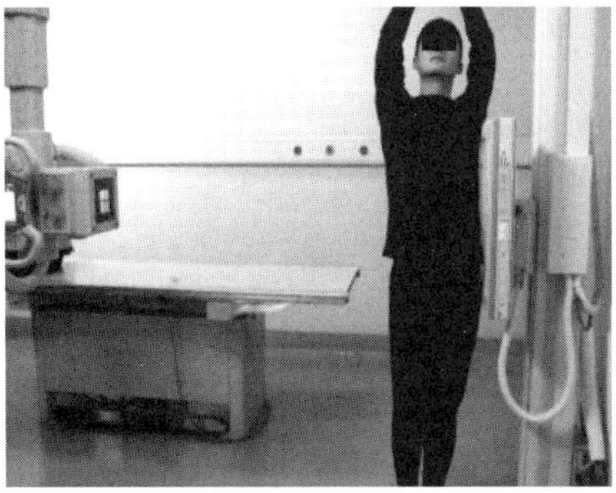

图 4－5－17　**腰椎过伸功能位摄影体位图**

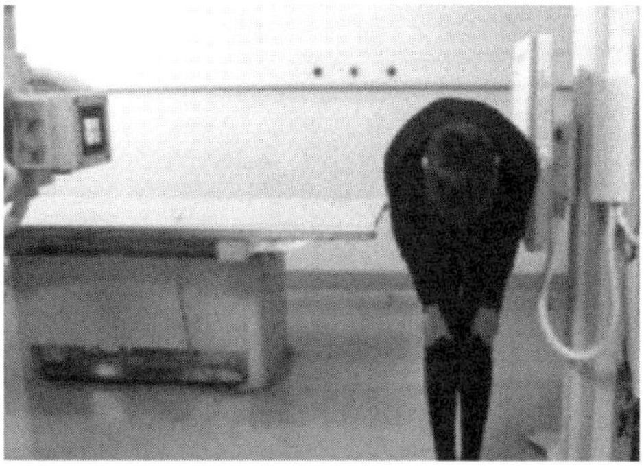

图 4－5－18　**腰椎过屈功能位摄影体位图**

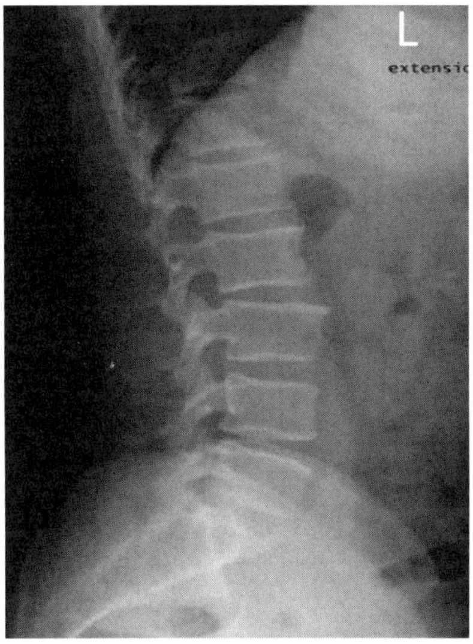

图 4－5－19　**腰椎过伸位影像图**

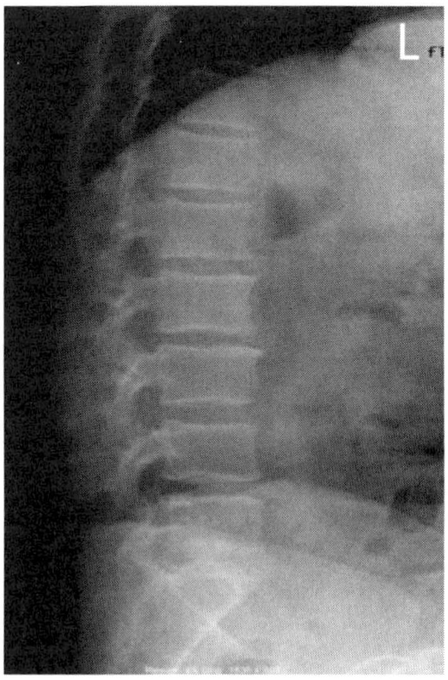

图 4－5－20　**腰椎过屈位影像图**

（二）常见问题及解决方案

1. 体位不正。功能位的常见问题是体位不正。若功能位体位不正，则无法明确诊断腰椎滑脱（图4-5-21、图4-5-22）。解决措施如下：在标准侧位的体位基础上进行功能位的摆位，避免功能位体位不正。

2. 曝光条件不足，图像对比度较差。部分患者体型较胖，在进行功能位摄影时（图4-5-23），曝光条件较低，应根据患者体型适当调整曝光条件，以更好地对比腰椎骨与周围软组织。

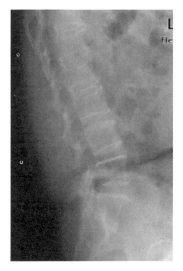

图-5-21 过屈位体位不正，无法判断是否有椎体滑脱

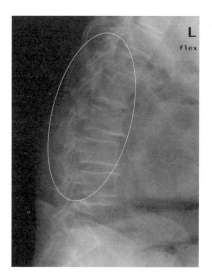

图4-5-22 过屈位体位不正，腰椎呈双边影

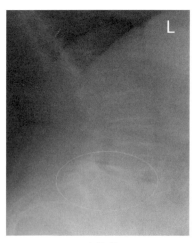

A 过伸位

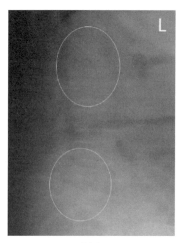

B 过屈位

图4-5-23 图像对比度显示不佳

第六节 腰骶关节、骶尾椎摄影

一、腰骶椎正位

摄影规范如下。

1. 体位：患者仰卧于摄影床上，人体正中矢状面平行于床面中心线，头部稍后仰，双下肢伸直或髋关节、膝关节屈曲，两足平踏床面（图 4-6-1）。

2. 中心线：向头侧倾斜 15°，对准双侧髂前上棘连线的中点射入。

3. 优质图像显示：第 2 腰椎到骶骨对称显示于影像正中，腰骶关节平面置于影像中心，腰骶关节结构清晰，第 5 腰椎呈矩形，椎体下缘重叠良好，投影为一致密线状影，其下关节突形态清楚。骶骨上缘骨边缘清楚锐利，骶骨翼对称，骨结构清晰，骶孔可见（图 4-6-2）。

4. 临床应用：主要用于观察腰骶关节和骶椎的骨质情况。

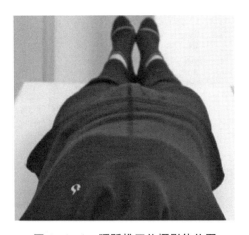

图 4-6-1 腰骶椎正位摄影体位图

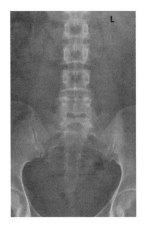

图 4-6-2 腰骶椎正位影像图

二、骶髂关节前后斜位

摄影规范如下。

1. 体位：患者仰卧于摄影床上，躯干部一侧抬高（旋前）约 25°，并在腰部垫泡沫垫或棉垫固定，髂窝对准摄影床中心。

2. 中心线：对准髂窝（髂前上棘向内 3cm 处）垂直射入。

3. 优质图像显示：影像包全髂骨上嵴和骶骨，重点显示骶髂关节。髂骨翼和骶骨翼不重叠，骶髂关节间隙呈切线影像，骨质结构清晰锐利。

4. 临床应用：主要用于显示腰骶关节处病变。

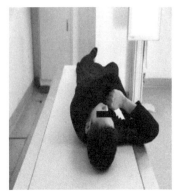 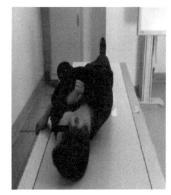

A 右后斜位   B 左后斜位

图 4-6-3 骶髂关节前后斜位摄影体位图

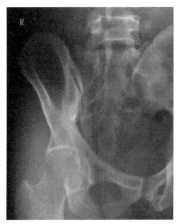 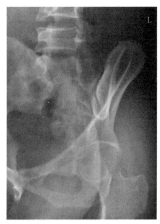

A 左后斜位   B 右后斜位

图 4-6-4 骶髂关节前后斜位影像图

三、腰骶关节侧位

摄影规范如下。

1. 体位：患者侧卧于摄影床上，双手抱头，双髋及双膝部屈曲支撑身体，腰部较细小者可在腰部靠床侧垫棉垫，以利于脊柱棘突的长轴平行于床面。注意保持腰骶关节的正常生理弓度。

2. 中心线：对准髂前上棘平面垂直射入。

3. 优质图像显示：下部腰椎及骶骨呈侧位显示于影像正中，腰骶部保持正常生理弓度，腰椎椎体后缘呈单线显示，左、右髂骨上缘影像重合。腰骶关节间隙清晰可见，骶骨前、后骨边缘皮质与软组织反差较强，腰骶部构成关系明确。

4. 临床应用：主要用于观察腰骶关节侧位的情况。

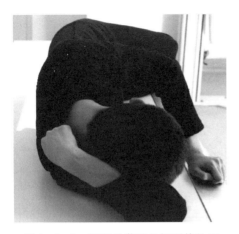

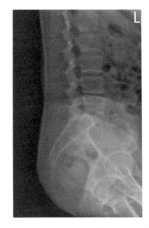

图 4-6-5 腰骶关节侧位摄影体位图　　　图 4-6-6 腰骶关节侧位影像图

四、骶尾椎正位

摄影规范如下。

1. 体位：患者仰卧于摄影床上，人体正中矢状面平行于床面中心，双下肢伸直或髋关节、膝关节屈曲，两足平踏床面，双手抱头，骶尾椎摄片需注意盆腔肠道的清洁。

2. 中心线：对准双侧髂前上棘连线的中点垂直射入。

3. 优质图像显示：影像包全第 5 腰椎至耻骨联合。显示骶尾椎骨质结构清楚，髂翼对称，骶髂关节构成清晰，各骶孔形态可见，骶骨边缘锐利，与盆腔软组织反差良好，盆脂线可见。

4. 临床应用：用于观察骶骨和尾骨区病变。

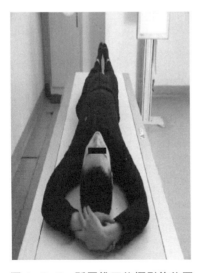

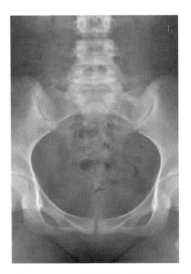

图 4-6-7 骶尾椎正位摄影体位图　　　图 4-6-8 骶尾椎正位影像图

五、骶尾椎侧位

摄影规范如下。

1. **体位**：患者侧卧于摄影床上，腰部靠床侧垫以棉垫使脊柱棘突的长轴平行于床面，注意保持骶尾椎的正常生理弓度。

2. **中心线**：对准髂前上棘平面垂直射入。

3. **优质图像显示**：影像包全腰骶关节至尾骨。显示两侧髂骨，坐骨重叠良好，腰骶关节间隙存在，骶骨前凹和盆腔软组织反差良好，骨质清晰锐利，骶椎和尾椎的各构成关节可分辨。

4. **临床应用**：用于观察骶尾椎处病变，如骨折、肿瘤等。

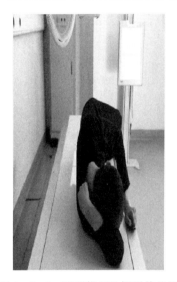
图 4-6-9 骶尾椎侧位摄影体位图

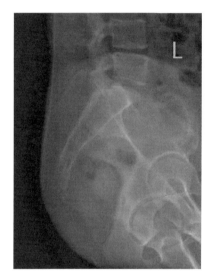
图 4-6-10 骶尾椎侧位影像图

第五章　四肢骨关节摄影规范

第一节　注意事项

一、临床应用

1. 适应证：四肢骨骼疼痛或运动障碍、外伤、肿瘤、炎症、畸形、术后治疗复查等。

2. 禁忌证：怀孕患者慎做四肢骨关节摄影。

二、检查前准备

1. 尽量除去受检侧肢体可能留下伪影的物品，如皮带、拉链、磁疗内裤、护膝、金属饰物、膏药、敷料等。

2. 查对患者信息时，应询问患者待检侧肢体，确认主诉病变侧肢体与医嘱项目符合后再行检查。

三、摄影参数

四肢骨关节数字化X线摄影通常选用小焦点摄影，摄影距离为100~120cm，滤线栅的使用与否根据摄影部位的体厚而定。常见四肢骨关节摄影参数见表5-1-1。

表5-1-1　常见四肢骨关节摄影参数

部位	摄影体位	摄影距离（cm）	管电压（kV）	管电流量（mAs）
手	后前位	100	50~60	2.0~3.0
	下斜位	100	50~60	2.0~3.5
	侧位	100	50~60	2.5~4.0
腕关节	后前位	100	50~55	2.5~4.0
	侧位	100	50~60	2.5~4.0
前臂	前后位	100	55~60	3.0~5.0
	侧位	100	55~60	3.0~5.0

续表5-1-1

部位	摄影体位	摄影距离（cm）	管电压（kV）	管电流量（mAs）
肘关节	前后位	100	55~65	3.0~5.0
	侧位	100	55~65	3.0~5.0
肱骨	前后位	100	55~65	4.0~6.0
	侧位	100	60~75	4.0~6.0
肩关节	前后位	100	70~80	8.0~14.0
足	前后位	100	50~55	3.0~5.0
	斜位	100	50~55	3.0~5.0
	侧位	100	55~65	3.0~6.0
踝关节	前后位	100	55~60	3.0~5.5
	侧位	100	55~60	3.0~5.5
跟骨	侧位	100	55~60	3.0~5.5
	轴位	100	55~60	5.0~6.0
胫、腓骨	前后位	100	60~70	5.0~6.5
	侧位	100	60~70	5.0~6.5
膝关节	前后位	100	60~70	6.0~8.0
	侧位	100	60~70	6.0~8.0
股骨	前后位	100	65~75	8.0~12.0
	侧位	100	65~75	8.0~12.0
骨盆/髋关节	前后位	100	75~80	20.0~30.0

四、图像质量控制

1. 体位设计依据临床需求，重点展示兴趣区的解剖结构和病变部位细节。

2. 根据受检部位选择合适的照射野，并包全受检部位的软组织。非受检部位尽量减少 X 线的照射。对急诊 X 线摄影，针对可能受外伤累及的部位或器官，在特殊情况下允许照射野适当加大。

3. 长骨摄影应尽量包括上、下两个关节，甚至可将肢体长轴置于探测器长轴的对角线。以关节为检查重点时，应包括邻近关节两端的骨结构，以明确其解剖关系和便于定位。对已经畸形改变或结构脱位的患者，不能强迫进行矫正，应通过重新设计摄影体位，重点显示临床关注的病变特点和细节。

4. 对重症外伤者应尽量采用改变 X 线球管方向和移动摄影床床面等方式，以适应摄影体位的要求。注意小心移动受伤部位，减少患者痛苦，避免发生二次损伤。

5. 婴幼儿骨关节常规拍摄双侧影像，以便对比。当同时双侧检查可能因体位不正或中心线问题而造成影像变形时，应分开摄影。

102

6. 骨与关节的摄影应清楚显示骨结构和构成关节腔的组合关系，包全邻近软组织。在检查中应注意：①增生性骨疾病应酌情增加管电压，溶骨性骨疾病和长期失用的骨骼应适当减少管电压。②根据检查部位肢体厚度，利用"阳极效应"减小整体影像密度差异。③足的跗骨部与趾骨部体厚相差较大，全足正位摄影时可选用高 kV、低 mA，以获得相似的密度。④若检查部位厚度大于 15cm，应使用滤线栅。⑤尽量使用小焦点，提高影像清晰度。

7. 曝光结束后应预览图像并进行针对性后处理，调节 LUT 曲线到骨曲线。观察兴趣区影像，调整噪声水平，重构影像细节。根据兴趣区重点展示结构和摄影美学适当裁剪影像，核对左、右标记。确认无误后完成检查，嘱患者离开并告知影像结果获取时间与地点。

第二节　手部摄影

一、手后前正位

（一）摄影规范

1. **体位**：患者掌心向下紧贴台面，五指伸直略分开，第 3 掌骨头置于探测器中心。第 3 掌指骨长轴与前臂长轴在一条直线上，并与探测器长轴平行（图 5-2-1）。

2. **中心线**：对准第 3 掌骨头垂直射入探测器中心。

3. **优质图像显示**：①整体观察手骨正位形态、异物位置、骨与关节病变程度、软组织表现等。②全部掌指骨及腕关节包括在影像内，第 3 掌指关节位于影像正中，5 个指骨以适当的间隔分离显示。第 2~5 掌指骨呈正位，拇指呈斜位投影。③掌骨至指骨远端，骨纹理清晰可见，并能呈现出软组织层次（图 5-2-2）。

4. **临床应用**：用于观察手骨形态、手内异物、关节和软组织病变等。

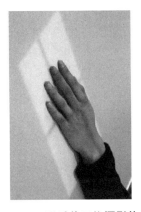 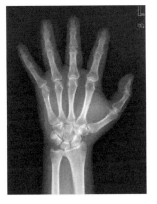 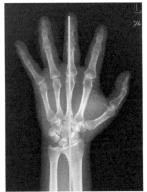

图 5-2-1　手后前正位摄影体位图　　　　图 5-2-2　手后前正位影像图

（二）常见问题及解决方案

1. 婴幼儿患者摄影。婴幼儿外伤或手指畸形需行 X 线手部摄影。婴幼儿自身发育差异或无法配合摆放标准体位导致图像质量较差（图 5-2-3）。为提高图像质量以获得准确的诊断，可采取以下措施：

（1）征询患儿家属同意后，在家属的陪同下将受检侧手掌平放于检查床上，五指略微分开，并使用泡沫、检查铺巾等透光度高、质地均匀的低密度材料覆于受检处，两端由家属固定（图 5-2-4）。

（2）缩小照射野，避免不必要的照射。照射野应略大于受检部位 10% 左右。

（3）适当降低曝光条件，在清晰显示骨质结构的同时获得良好的软组织对比度。曝光条件应根据患儿的自身发育情况进行调整。

（4）应为患儿及陪同家属做好辐射防护。

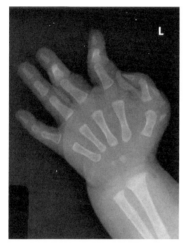 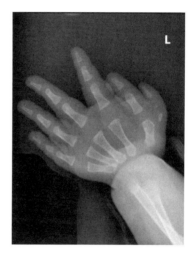

图 5-2-3　未采取外固定，病变　　　　　图 5-2-4　采取外固定后
　　部位重叠无法观察　　　　　　　　　可清晰展示病变部位

2. 外固定患者摄影。外伤累及骨质时，常需要外固定材料帮助复位或者避免二次损伤。此类患者常因为体位受限无法配合摆放成标准体位，同时外固定材料也会影响病变的显示。值得注意的是：

（1）嘱患者尽量将患肢伸直，五指略微分开不重叠。可适当借助低密度材料辅助摆位，但以患者受限程度为准，避免造成二次损伤。

（2）根据外固定材料的种类及厚度调节曝光条件。

（3）当某些金属外固定遮挡病变时，可略微旋转手掌角度以展示病变位置（图 5-2-5、图 5-2-6）。

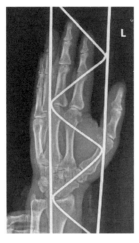
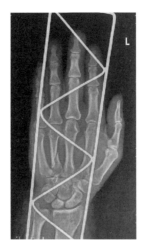
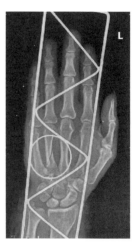

图 5-2-5　患者体位受限，
外固定材料与掌指骨重叠

图 5-2-6　旋转手掌角度后避免重叠，展示病变

3. 拇指正位摄影。手后前正位可获得拇指的斜位影像。多指患者的拇指病变时，为明确多指的主次关系，需要提供拇指的正位影像。拇指正位摄影时应注意：

（1）手背内旋，掌心向上，拇指背侧紧贴摄影台面。请患者用健侧手将其余四指抓住并背屈（图 5-2-7）。

（2）中心线对准拇指的掌指关节，垂直射入探测器中心。

（3）拇指呈正位显示，拇指骨及第 1 掌骨位于图像中央，显示受检侧拇指骨骨质及软组织影像。骨小梁清晰显示，周围软组织清晰显示（图 5-2-8）。

（4）该检查为单指摄影，应当缩小照射野并降低曝光条件。

4. 风湿性关节炎患者摄影。患者由于关节僵直而无法配合摆放标准体位，为了更好地观察病变关节可采取以下措施：

（1）为避免关节失真变形，患者手指尽量伸直，适当使用低密度材料辅助固定，但不能超过患者活动极限。

（2）取消 AEC 曝光模式，由于病变处骨质疏松，可降低曝光条件以获得更好的对比度。

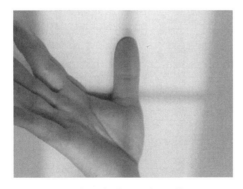
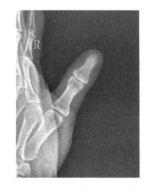

图 5-2-7　拇指正位摄影体位图　　　　图 5-2-8　拇指正位影像图

5. 摄取双手正位时应左、右手分开单独拍摄，保证手掌中轴线与前臂长轴在一条

线上（图5-2-9），避免腕关节和掌指关节变形，并注意图像上左、右标注的准确性（图5-2-10）。

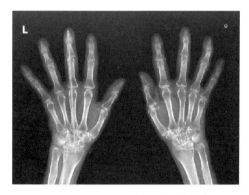
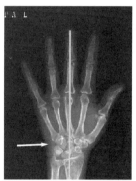
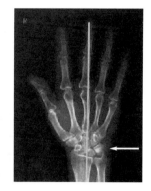

图5-2-9　双手同时摄影，关节变形　　　　图5-2-10　左、右手分开拍摄后，
骨关节变形改善

二、手掌下斜位

（一）摄影规范

1. 体位：患者侧坐于摄影台一端，屈肘约90°角。五指均匀分开，稍弯曲，指尖触及摄影台面。手指内旋，使手掌与探测器约成45°角（图5-2-11）。

2. 中心线：对准第3掌骨头垂直射入探测器中心。

3. 优质图像显示：①全部掌指骨及腕关节包括在影像内，显示手部各骨的斜位像。第1、2、3掌骨分开，第4、5掌骨近端略微重叠，呈斜位投影，第3掌指关节位于影像正中。②全部掌指骨的骨纹理清晰可见，软组织层次显示良好。③大多角骨与第1掌指关节间隙明确（图5-2-12）。

4. 临床应用：用于观察第1、2、3掌指骨及其关节的病变，补充正位不足；观察各掌、指骨的背侧皮质。

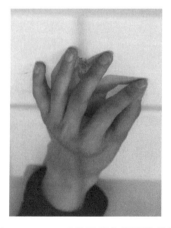
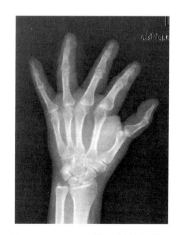

图5-2-11　手掌下斜位摄影体位图　　　图5-2-12　手掌下斜位影像图

（二）常见问题及解决方案

对于意识不清、手指僵硬或婴幼儿等无法配合体位要求的患者，行手掌下斜位摄影时，为避免五指相互重叠，可使用泡沫软垫等辅助将五指稍微分开，便于观察。

三、手侧位

（一）摄影规范

1. 体位：患者侧坐于摄影台一端，屈肘约 90°角。腕部及手指伸直，拇指位于并排四指的前方，小指、第 5 掌骨及前臂尺侧紧贴探测器。手掌与探测器垂直，第 5 掌骨头置于探测器中心（图 5-2-13）。

2. 中心线：经第 2 掌骨头，垂直射入探测器中心。

3. 优质图像显示：手侧位影像，第 2～5 掌、指骨重叠，第 1 掌、指骨近正位影像。若软组织内有异物，可分辨其位于掌侧或背侧的深度（图 5-2-14）。

4. 临床应用：用于观察手软组织内异物。

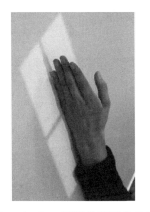
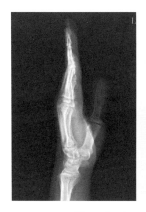
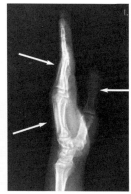

图 5-2-13　**手侧位摄影体位图**　　　　图 5-2-14　**手侧位影像图**

（二）常见问题及解决方案

1. 第 2 至第 5 手指骨折时，手侧位影像上第 2～5 掌、指骨重叠，无法观察单指骨折的病变细节（图 5-2-15）。此类患者手部摄影时应注意：

（1）若骨折位于指骨近掌端，可拍摄斜位像显示病变。

（2）当骨折或病变位于指骨远段时，应摄取单指侧位，并注明第几指骨。

（3）单指摄影时，受检手指应尽量贴合检查台面，其余手指握拳并尽量远离受检手指；同时缩小照射野并降低曝光条件（图 5-2-16）。

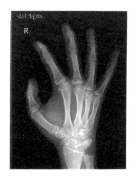
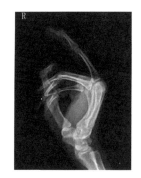
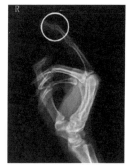

图5-2-15　中指远端撕脱性
骨折，斜位病变显示不清

图 5-2-16　中指侧位，远端
病变显示良好

2. 拇指侧位摄影。拇指病变时也可单独摄取拇指侧位像。

（1）拇指外侧缘贴近台面，使拇指背面与摄影台面垂直。其余手指握拳，用以支持手掌，防止抖动（图 5-2-17）。

（2）中心线对准拇指的指掌关节，垂直射入探测器中心。

（3）优质图像显示：拇指骨及第 1 掌骨位于图像中央，显示受检侧拇指骨骨质及软组织影像（图 5-2-18）。

（4）缩小照射野并降低曝光条件。

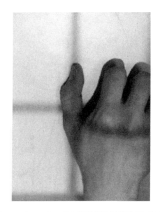
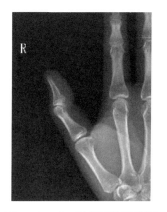

图 5-2-17　拇指侧位摄影体位图　　　　图 5-2-18　拇指侧位影像图

第三节　腕部摄影

一、腕关节后前正位

（一）摄影规范

1. 体位：患者坐于摄影台旁，肘部弯曲约成 90°角。将受检侧腕关节呈后前位平放于摄影台面上，手半握拳，使腕部掌面贴近床面并置于探测器中心（图 5-3-1）。

2. 中心线：对准尺、桡骨茎突连线的中点，垂直射入探测器中心。

3. 优质图像显示：腕关节诸骨位于影像图像正中，呈正位显示。影像包括尺、桡骨远端及掌骨近端。掌腕关节及桡腕关节间隙显示清晰，诸骨纹理及周围软组织清晰可见（图5-3-2）。

4. 临床应用：用于观察腕骨，掌骨近端，尺、桡骨远端的骨质、骨间关节及周围软组织病变（多用于观察腕部外伤）。

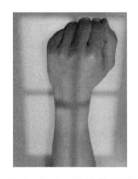

图5-3-1 腕关节后前
正位摄影体位图

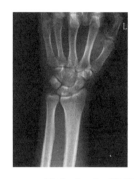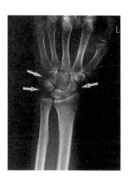

图5-3-2 腕关节后前正位影像图

（二）常见问题及解决方案

1. 腕关节后前位摄影时，因为体位不规范导致骨质以及关节间隙显示不清。常见的不规范体位包括：①前后位摄影，前臂近端厚度大于远端导致腕关节旋转。②受检测手掌未半握拳，关节面未与检查床平行（图5-3-3）。

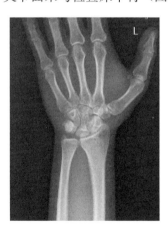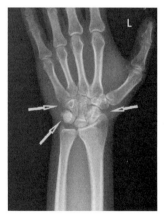

图5-3-3 手掌未握拳，关节变形，关节间隙重叠

2. 外固定患者摄影时，视患者情况选择常规体位或仰卧位。可在患者承受范围内适当施加外力或者借助透光度高的工具辅助受检部位摆正，以显示病变为主。

二、腕关节侧位

(一) 摄影规范

1. 体位：患者侧坐于摄影台旁，肘部弯曲，约成直角。手指和前臂侧放，受检侧腕部 (第 5 掌骨和前臂) 尺侧向下紧贴摄影台面，尺骨茎突置于探测器中心 (图 5-3-4)。

2. 中心线：对准桡骨茎突，垂直射入探测器中心。

3. 优质图像显示：腕关节呈侧位显示，位于影像正中。尺桡骨远端重叠良好。诸骨纹理及周围软组织清晰可见 (图 5-3-5)。

4. 临床应用：用于观察掌骨近侧，尺、桡骨远端，腕桡关节及腕骨侧位影像 (尤其是腕部外伤、异物等的摄影)。

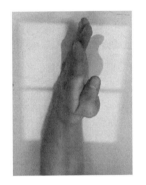

图 5-3-4　腕关节侧位摄影体位图

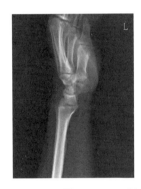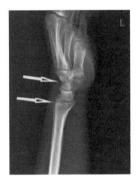

图 5-3-5　腕关节侧位影像图

(二) 常见问题及解决方案

为使尺、桡骨重合，要求患侧肘部弯曲约成直角，受检部位尺侧紧贴台面，拇指向下与食指平齐。若不满足上述条件，前臂倾斜，容易造成尺、桡骨远端重叠不佳 (图 5-3-6)。

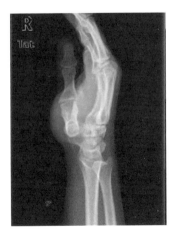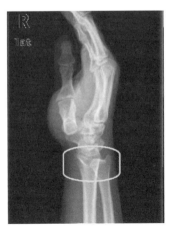

图 5-3-6　患者腕关节平面未垂直于探测器，尺、桡骨远端重叠不佳

三、腕关节外展位

（一）摄影规范

1. 体位：患者坐于摄影台旁，自然屈肘，掌心向下贴合检查台面。手掌尽量向尺侧偏移，拇指分开（图 5-3-7）。

2. 中心线：X 线球管向近端倾斜 35°~45°，经虎口与尺骨茎突连线中点射入探测器。

3. 优质图像显示：重点显示舟骨长轴展开影像，舟骨与其他骨的邻接面显示清晰。影像包括掌骨与尺、桡骨远端，舟骨标准正位，骨小梁及周围软组织等显示清楚（图 5-3-8）。

4. 临床应用：用于观察舟骨形态及骨质情况（尤其是舟骨外伤）。

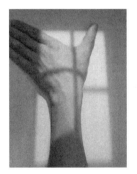 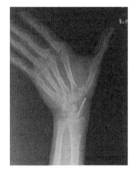 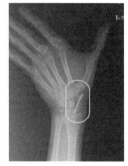

图 5-3-7　腕关节外展位摄影体位图　　　　图 5-3-8　腕关节外展位影像图

（二）常见问题及解决方案

1. 若 X 线球管倾斜角度不够或手掌尺偏程度不足，舟骨则容易与相邻掌骨重叠（图 5-3-9）。

2. 由于 X 线球管倾斜，X 线未垂直射入探测器，故应在正位曝光条件的基础上增加 10kV 左右管电压，使舟骨骨质清晰显示（图 5-3-10）。

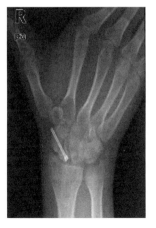 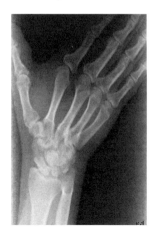

图 5-3-9　尺偏不足，舟骨重叠　　　　图 5-3-10　曝光条件不足

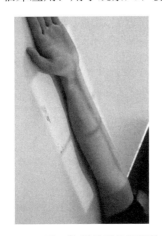

第四节　前臂摄影

一、尺、桡骨前后位

摄影规范如下。

1. 体位：患者坐于摄影台旁，前臂伸直，掌心向上，手掌背面向下平放并紧贴于摄影台面。前臂长轴与探测器长轴平行。探测器上缘包括肘关节，下缘包括腕关节，病变局限于一端者，可仅包括邻近一侧关节（图5-4-1）。

2. 中心线：对准前臂中点，垂直射入探测器中心。

3. 优质图像显示：显示尺、桡骨正位影像。腕关节和（或）肘关节呈正位像显示。诸骨纹理及周围软组织清晰可见（图5-4-2）。

4. 临床应用：用于观察尺、桡骨正位形态、骨质及软组织病变。

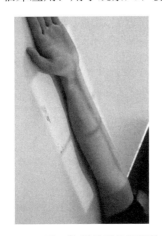
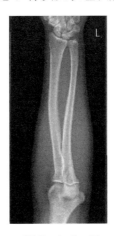
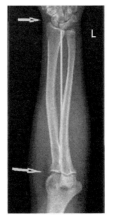

图5-4-1　尺、桡骨前后位摄影体位图　　　图5-4-2　尺、桡骨前后位影像图

二、尺桡骨侧位

摄影规范如下。

1. 体位：患者坐于摄影床旁，肘部弯曲约成90°角。受检侧前臂呈侧位，尺侧紧贴摄影台面，肩部下移，尽量接近肘部高度。探测器上缘包括肘关节，下缘包括腕关节，病变局限于一端者，可仅包括邻近一侧关节（图5-4-3）。

2. 中心线：对准前臂中点，垂直射入探测器中心。

3. 优质图像显示：显示尺、桡骨，腕关节和（或）肘关节侧位影像。影像包括腕关节和（或）肘关节，至少应包括一个关节。清楚显示骨小梁和周围软组织（图5-4-4）。

4. 临床应用：用于观察尺、桡骨及前臂软组织的侧位投影形态和骨质变化。

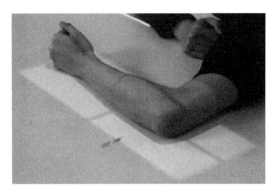
图 5-4-3　尺、桡骨侧位摄影体位图

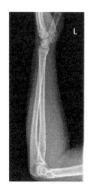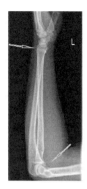
图 5-4-4　尺、桡骨侧位影像图

第五节　肘关节摄影

一、肘关节前后位

（一）摄影规范

1. 体位：患者坐于摄影台旁，前臂伸直，掌心向上，肘部背侧紧贴摄影台面，尺骨鹰嘴置于探测器中心，肩部放低，尽量与肘关节相平。探测器上缘包括肱骨下段，下缘包括尺桡骨上段（图 5-5-1）。

2. 中心线：对准肘关节（肱骨内、外髁连线）中点，垂直射入探测器中心。

3. 优质图像显示：图像包括肱骨远端及尺、桡骨近端，关节间隙显示在图像正中。肘关节面呈切线位显示，清晰且锐利。鹰嘴窝位于肱骨内、外髁正中稍偏尺侧。肘关节诸骨纹理及周围软组织清晰可见（图 5-5-2）。

4. 临床应用：用于观察肱骨远端，肘关节，尺、桡骨近端及其周围软组织情况。

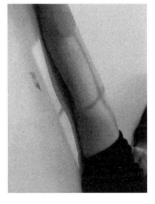
图 5-5-1　肘关节前后位摄影体位图

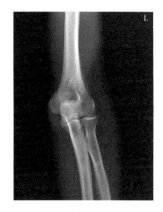
图 5-5-2　肘关节前后位影像图

（二）常见问题及解决方案

若患者因外伤固定或者强直性疾病导致受检侧肘关节不能伸直，肘关节无法完全贴近台面（图 5-5-3），可采取下列措施：

1. 根据患者自身情况选择常规体位或仰卧位，不能坐立或者外固定体积过大的患者应该选择仰卧位摄影。

2. 使患侧鹰嘴紧贴摄影台面，上臂和前臂的长轴尽量保持在一条直线上，肘关节不旋转，使关节面呈切线位显示。悬空的部位可用透光度高的材料垫高，保证拍摄时患肢不晃动（图 5-5-4）。

3. 中心线对准肘关节中点垂直入射，适当增加曝光条件。

4. 对于体位受限的患者，当病变或内固定材料仅位于肘关节尺、桡骨近端或肱骨远端时，可使病变侧贴近探测器，中心线对准病变中心垂直射入探测器，最大限度地显示病变区域。但此种摄影方法对于关节面及关节间隙显示不佳，应结合临床慎重选择。

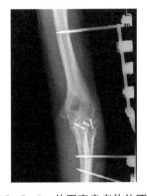 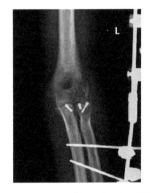 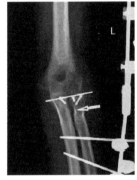

图 5-5-3　外固定患者体位不正　　　　图 5-5-4　外固定改善后图像

二、肘关节侧位

（一）摄影规范

1. 体位：患者坐于摄影台旁，肘部弯曲成 90°角。掌心面对患者，拇指在上，尺侧朝下，前臂呈侧位，尺侧紧贴摄影台面。肩部放低，尽量与肘关节高度一致（图 5-5-5）。

2. 中心线：对准肘关节间隙，垂直射入探测器中心。

3. 优质图像显示：肱骨远端与尺、桡骨近端成 90°角。尺骨与肱骨的关节间隙显示清晰且锐利。肱骨内、外髁重叠，呈圆形投影。肘关节诸骨纹理清晰，周围软组织层次分明（图 5-5-6）。

4. 临床应用：用于观察肘关节侧位形态、骨质及周围软组织病变。

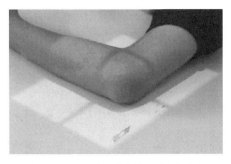

图5-5-5　肘关节侧位摄影体位图

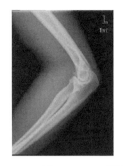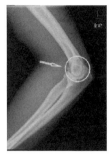

图5-5-6　肘关节侧位影像图

（二）常见问题及解决方案

肘关节侧位投照时体位要求满足3个90°：①肱骨近端与人体成90°，肩部高度与肘关节高度尽量一致。②肱骨远端与尺、桡骨近端保持90°。③受检侧掌面与检查床成90°。当未满足上述3个90°体位要求时，容易造成肱骨内、外髁无法重合，关节间隙显示不佳（图5-5-7）。

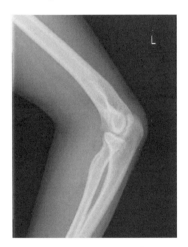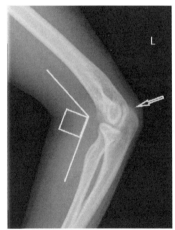

图5-5-7　前臂与上臂长轴未成直角，内、外髁未重叠，关节间隙显示欠佳

第六节　上臂摄影

一、肱骨前后位

摄影规范如下。

1. 体位：患者仰卧于摄影台上，手臂伸直稍外展，掌心向上。对侧肩部稍垫高，使受检侧上臂尽量贴近摄影台面。肱骨长轴与探测器长轴平行，探测器上缘包括肩关节，下缘包括肘关节（图5-6-1）。

2. 中心线：对准肱骨中点，垂直射入探测器中心。

3. 优质图像显示：显示肱骨正位影像。大结节向外突出呈切线位，小结节与肱骨重叠，肱骨头向内上方突出与肩胛关节盂组成关节。肱骨干皮质清晰，中段骨质粗糙处为肱骨三角肌粗隆，远端呈肘关节正位像，关节面投影略窄（图 5-6-2）。

4. 临床应用：用于观察肱骨形态、骨质结构和上臂软组织情况。

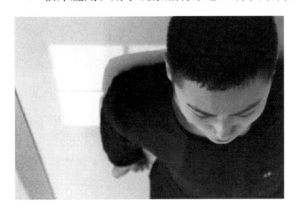
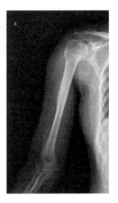

图 5-6-1　肱骨前后位摄影体位图　　　　图 5-6-2　肱骨前后位影像图

二、肱骨侧位

（一）摄影规范

1. 体位：患者仰卧于摄影台上，对侧肩部稍垫高，使受检侧上臂尽量贴近摄影台面。受检侧上臂与躯干分开，肘关节弯曲成 90°角，上臂呈侧位，前臂内旋置于胸前。肱骨长轴与探测器长轴平行，探测器上缘包括肩关节，下缘包括肘关节（图 5-6-3）。

2. 中心线：对准肱骨中点，垂直射入探测器中心。

3. 优质图像显示：显示肱骨侧位影像。肱骨的前面及背面呈切线位，内面与外面相互重叠。皮质与髓质层次清晰，肱骨头下部与大结节相重叠，远端显示肘关节侧位像（图 5-6-4）。

4. 临床应用：结合正位片，用于观察肱骨侧位形态、骨质结构和软组织影像。

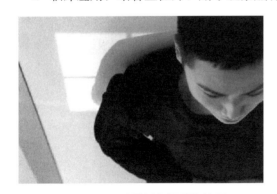
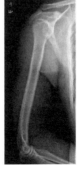
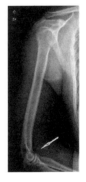

图 5-6-3　肱骨侧位摄影体位图　　　　图 5-6-4　肱骨侧位影像图

（二）常见问题及解决方案

患者体位不正时，肱骨未呈侧位显现（图5-6-5），对术后内固定的诊断价值大大降低。应屈肘成90°，将患侧肘部垫高或对侧肩部抬高使肱骨位于同一高度，肱骨呈标准侧位像显示内固定（图5-6-6）。必要时可采取站立位摄影，嘱患者患侧上臂向外旋转，使肱骨平面与探测器平面平行。

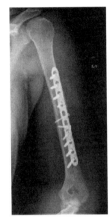 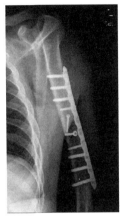 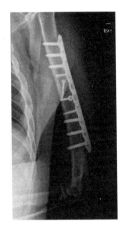

图5-6-5　肱骨未呈侧位显示　　　图5-6-6　屈肘成90°肱骨侧位像显示内固定

第七节　肩关节摄影

一、肩关节正位

（一）摄影规范

1. 体位：患者仰卧于摄影台上，受检侧肩胛骨喙突置于台面正中线上。手臂伸直，掌心向上。对侧躯干稍垫高，使受检侧肩部紧贴摄影台面。探测器上缘超出肩部，外缘包括肩部软组织（图5-7-1）。

2. 中心线：对准喙突，垂直射入探测器中心。

3. 优质图像显示：影像包括肩关节诸骨，关节位于影像正中或稍偏外显示。肩关节盂前后重合，呈切线位显示，关节间隙显示清晰明了。肱骨小结位于肱骨头外1/3处，肱骨头、肩峰及锁骨纹理清晰，周围软组织层次可辨（图5-7-2）。

4. 临床应用：用于观察肩关节、肩锁关节诸骨及关节的病变。

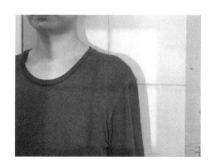

图 5-7-1　肩关节正位摄影体位图

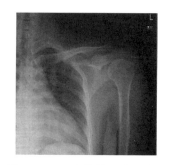

图 5-7-2　肩关节正位影像图

（二）常见问题及解决方案

患者体位不正时，关节面不在同一平面，肩锁关节、盂肱关节位置变化，锁骨影像形态改变（图 5-7-3），肱骨大结节显示不清（图 5-7-4）。为纠正体位，可采取以下措施：

1. 患侧肩部紧贴探测器，冠状面与探测器夹角为 10°~15°。
2. 按照标准解剖位置，掌心向前，手臂紧贴大腿。

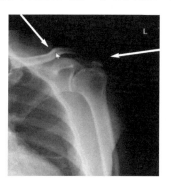

图 5-7-3　关节位置改变

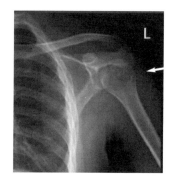

图 5-7-4　大结节显示不清

二、冈上肌下斜位

摄影规范如下。

1. 体位：患者后前位站立于探测器前，患侧肩部靠紧探测器，患侧肱骨头置于探测器中心，身体冠状面与探测器成 60°~70°角，患侧上肢自然下垂，掌心向前。探测器上缘超出肩关节 4cm（图 5-7-5）。

2. 中心线：中心线向足侧倾斜 15°~20°，对准肩锁关节下缘射入探测器。

3. 优质图像显示：肩胛骨内缘投影于肩胛骨外缘中央，与喙突、肩峰一起组成"Y"字形投影，并与肋缘完全分离（图 5-7-6）。

4. 临床应用：清晰显示肩峰形态，常用于了解肩袖出口部的结构，观察肩峰下撞击综合征、肩袖损伤等。

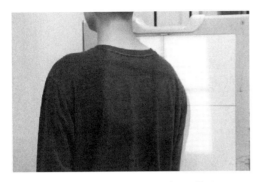

图 5-7-5 冈上肌下斜位摄影体位图

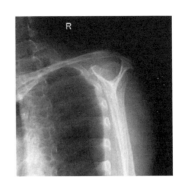

图 5-7-6 冈上肌下斜位影像图

第八节 足部摄影

一、足前后正位

(一) 摄影规范

1. 体位：患者仰卧或坐于摄影台上，受检侧膝关节弯曲，足底部紧贴摄影台面。第 3 跖骨基底部放于探测器中心，足部长轴与探测器一致。探测器上缘包括足趾，下缘包括足跟（图 5-8-1）。

2. 中心线：垂直（或向足跟倾斜 15°角）对准第 3 跖骨基底部，射入探测器中心。

3. 优质图像显示：足的正位影像，显示全部趾骨、跖骨、距骨前面的跗骨，包括足舟骨、骰骨和第 1、2、3 楔骨的影像。跗骨到趾骨远端密度适当，骨纹理清晰可见。舟距关节与跟骰关节间隙清晰可见（图 5-8-2）。

4. 临床应用：用于观察踝关节前（除距骨和根骨以外）的趾骨、跖骨及部分跗骨的病变和软组织情况。

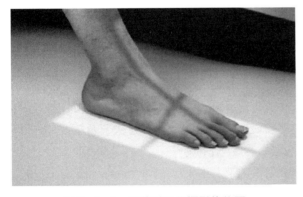

图 5-8-1 足前后正位摄影体位图

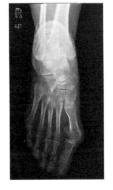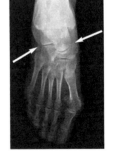

图 5-8-2 足前后正位影像图

（二）常见问题及解决方案

1. 婴幼儿患者足部的摄影要点与手部相似，根据患儿的发育情况调节曝光条件以及照射野。不能配合体位要求的患儿可以借助低密度材料加以固定，同时要为患儿以及所陪同家属分别进行辐射防护。

2. 某些足部畸形或者外伤患者，临床要求负重前提下投照足部正位，观察应力情况下关节间隙的改变等，此类患者需注意：

（1）足部长轴与探测器一致，小腿长轴垂直于探测器，患侧下肢胫距线垂直于检查台面（图5-8-3）。

（2）中心线对准第3跖骨基底部垂直（或向足跟倾斜15°）入射。

（3）足负重正位的影像应显示所有足骨及胫、腓骨远端，便于应力线的测量（图5-8-4）。

（4）因患者需直立站于检查床上，体位设计以及曝光过程中需注意患者的安全，小心搀扶上下，避免高坠风险。

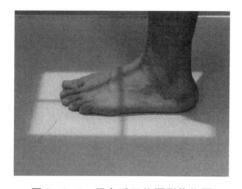 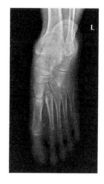 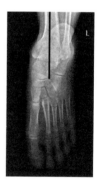

图5-8-3　足负重正位摄影体位图　　　图5-8-4　足负重正位影像图

二、足内斜位

摄影规范如下。

1. 体位：患者仰卧或坐于摄影台上，受检侧膝关节弯曲，足底内侧紧贴摄影台面。第3跖骨基底部置于探测器中心，躯干和受检侧下肢向内倾斜，使足底与台面成25°～35°角。足部长轴与探测器一致（图5-8-5）。

2. 中心线：对准第3跖骨基底部，垂直射入探测器中心。

3. 优质图像显示：全足诸骨呈斜位（骰骨显示正位），第3、4跖骨基底部位于图像正中。第1、2跖骨部分重叠，其余均单独显示。距跟关节、楔舟关节及第3、4跗跖关节间隙显示明确。全足诸骨密度基本均匀，骨纹理清晰。

4. 临床应用：用于观察跗骨、骰骨和相邻的关节及第4、5跖骨基底部（图5-8-6）。

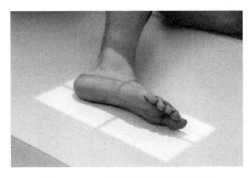
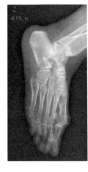
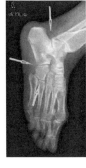

图 5-8-5　足内斜位摄影体位图　　　　　图 5-8-6　足内斜位影像图

三、足侧位

（一）摄影规范

1. 体位：患者坐于摄影台上，受检下肢腓侧向下，以侧位姿势平置于摄影台面，足的外侧紧贴探测器，内、外踝连线垂直于探测器（图 5-8-7）。必要时用沙袋固定膝及踝部，照射野应包全足跟与脚趾。

2. 中心线：对准跖骨基底部，垂直射入探测器中心。

3. 优质图像显示：全足诸骨呈侧位显示，趾、蹠、楔骨大部重叠。跟、距骨显示侧位影像，舟、骰骨部分重叠。全足诸骨密度基本均匀，骨纹理清晰（图 5-8-8）。

4. 临床应用：用于观察足的侧位影像，用于检查足畸形或足内异物等。

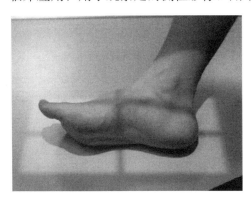
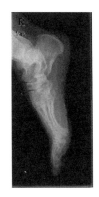

图 5-8-7　足侧位摄影体位图　　　　　图 5-8-8　足侧位影像图

（二）常见问题及解决方案

1. 体位设计时，受检侧肢体腓侧不能完全贴合检查台面，否则足部会外翻过度影响骨质和关节间隙的显示（图 5-8-9）。

2. 部分足部病变需要负重下摄影侧位片，如扁平足、高弓畸形等足弓病变（图 5-8-10）。负重体位摄影要点如下：

（1）此类患者应选用立式探测器，X 线球管水平投照。

（2）受检测下肢及足部外缘紧贴探测器，使足部平面垂直探测器，足底紧贴台面，足部置于探测器中心。

（3）患侧下肢应力线（胫距线）垂直于水平地面。

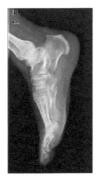

图 5-8-9　足过度外翻，足底
平面未垂直于探测器

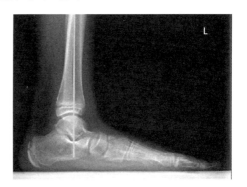

图 5-8-10　足负重侧位影像图

四、跟骨侧位

摄影规范如下。

1. 体位：患者侧卧于摄影台上，膝部弯曲。受检侧跟部外侧缘与外踝连线的平面紧贴摄影台面，足底平面垂直于摄影台面，将跟骨置于探测器中心。对侧下肢弯曲，置于受检侧肢体前方（图 5-8-11）。

2. 中心线：对准距跟关节，垂直射入探测器中心。

3. 优质图像显示：影像包括踝关节及部分距骨，跟骨位于影像正中，呈侧位显示。距骨下关节面呈切线位显示，关节间隙清晰可见。跟骨纹理显示清晰（图 5-8-12）。

4. 临床应用：常用于检查跟骨骨质增生、外伤及其他病变。

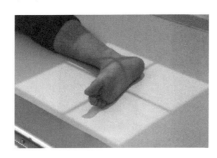

图 5-8-11　跟骨侧位摄影体位图

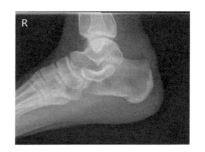

图 5-8-12　跟骨侧位影像图

五、跟骨轴位

（一）摄影规范

1. 体位：患者仰卧或坐于摄影台上，受检侧下肢伸直。小腿长轴与摄影台面长轴一致，足尖向上，踝关节置于探测器中心，踝部背屈使足底平面与探测器垂直（图 5-8-13）。

2. 中心线：向头侧倾斜 35°～45°角，经第 3 跖骨基底部，对准距跟关节射入探测器中心。

3. 优质图像显示：跟骨轴位影像，跟骨体和跟骨各突出均显示清晰。跟骨位于图像正中，显示受检侧跟骨的骨质、关节面和周围软组织。跟骨长轴与足长轴一致。骨小梁、周围软组织显示清晰（图 5-8-14）。

4. 临床应用：用于观察跟骨轴位形态和骨质情况。

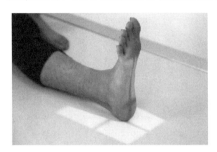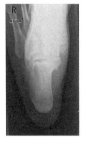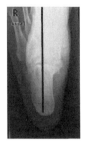

图 5-8-13 跟骨轴位摄影体位图　　　　图 5-8-14 跟骨轴位影像图

（二）常见问题及解决方案

1. 患者双脚平行稍分开，足部长轴与探测器长轴一致，小腿垂直于床面，胫、腓骨与跟骨力线准确（图 5-8-15）。

2. X 线球管向足尖倾斜 35°～45°，中心线经背侧踝距关节射入。

3. 为了临床力线测量准确，跟骨负重长轴位照射野在胫、腓骨长轴方向适当延长 20～30cm（图 5-8-16）。

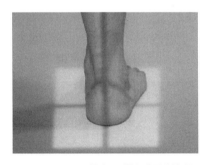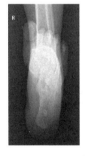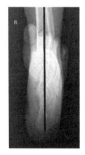

图 5-8-15 跟骨负重轴位摄影体位图　　　　图 5-8-16 跟骨负重轴位影像图

第九节　踝关节摄影

一、踝关节正位

（一）摄影规范

1. 体位：患者仰卧或坐于摄影台上，受检侧下肢伸直，将踝关节置于探测器中心。

小腿长轴与探测器长轴平行，足稍内旋（图 5-9-1）。

2. 中心线：对准内、外踝连线中点上方 1cm 处，垂直射入探测器中心。

3. 优质图像显示：踝关节位于影像下 1/3 中央，关节面呈切线位，关节间隙清晰可见。胫腓联合间隙不超过 0.5cm。踝关节诸骨纹理清晰，周围软组织层次可见（图 5-9-2）。

4. 临床应用：用于观察踝关节诸骨、关节间隙和部分足骨的病变及软组织情况。

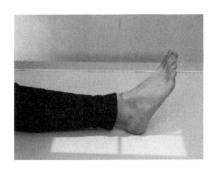

图 5-9-1　踝关节正位摄影体位图

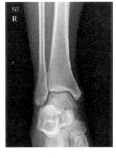
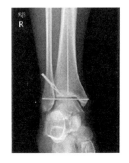

图 5-9-2　踝关节正位影像图

（二）常见问题及解决方案

1. 踝穴位摄影。踝穴位实为踝关节正位的改良体位，其 X 线影像显示胫骨的下关节面及内、外踝关节面共同形成的关节窝呈倒"U"结构，用于观察累及胫腓远端及关节面的胫、腓骨复合骨折病变。

（1）在踝关节正位的体位基础上，使足尖内旋 10°～15°（图 5-9-3）。

（2）踝关节处于静息状态，避免功能性趾屈。

（3）踝关节各关节面呈切线位显示，距骨边缘无双边影，关节间隙显示清晰（图 5-9-4）。

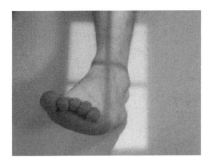

图 5-9-3　踝穴位摄影体位图

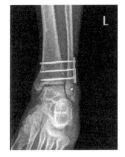
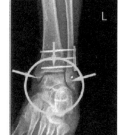

图 5-9-4　踝穴位影像图

2. 负重位摄影。身体直立于立式探测器前，足尖内旋 10°～15°，患侧胫距线垂直于水平地面（图 5-9-5），中心线对准内、外踝连线中点垂直入射（图 5-9-6）。

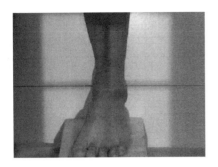
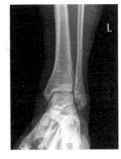
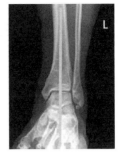

图 5-9-5　负重踝穴位摄影体位图　　　　图 5-9-6　负重踝穴位影像图

二、踝关节侧位

(一) 摄影规范

1. 体位：患者侧卧于摄影台上，受检侧膝关节稍弯曲，外踝紧贴台面，足跟平放，使踝关节呈侧位。对侧膝部弯曲，置于受检侧肢体前上方。小腿长轴与探测器长轴平行，将内踝上方 1cm 处置于探测器中心（图 5-9-7）。

2. 中心线：对准内踝上方 1cm 处，垂直射入探测器中心。

3. 优质图像显示：距骨滑车面内外缘重合良好。腓骨小头重叠于胫骨正中偏后，踝关节位于影像下 1/3 正中显示。踝关节诸骨纹理清晰，周围软组织层次可见（图 5-9-8）。

4. 临床应用：用于观察踝关节侧位影像，与正位同为常规位置。

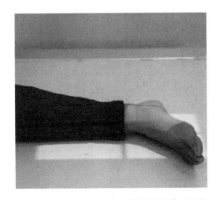
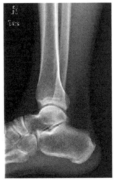

图 5-9-7　踝关节侧位摄影体位图　　　　图 5-9-8　踝关节侧位影像图

(二) 常见问题及解决方案

负重位的体位同足部负重侧位。身体直立于立式探测器前，足部外缘紧贴探测器。患侧胫距线垂直于水平地面（图 5-9-9），中心线对准内踝上方 1cm 处垂直入射（图 5-9-10）。

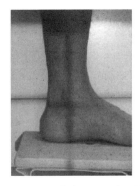

图 5-9-9 踝关节负重侧位摄影体位图

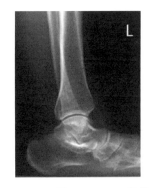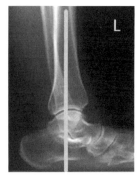

图 5-9-10 踝关节负重侧位影像图

第十节 小腿摄影

一、胫、腓骨正位

摄影规范如下。

1. 体位：患者仰卧于摄影台上，受检侧下肢伸直，足稍内旋。胫、腓骨中点置于探测器中心，小腿长轴与探测器长轴平行。探测器上缘包括膝关节，下缘包括踝关节（图 5-10-1）。

2. 中心线：对准胫、腓骨中点，垂直射入探测器中心。

3. 优质图像显示：显示胫、腓骨正位影像，上下胫腓关节皆有重叠，软组织阴影层次清晰。胫、腓骨完整显示于图像正中，与探测器长轴平行排列，并包括邻近一个关节。周围软组织和骨小梁清晰显示（图 5-10-2）。

4. 临床应用：用于观察胫、腓骨病变，常规位置。

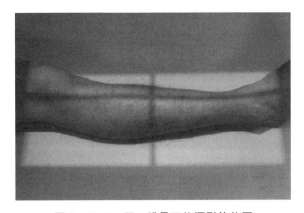

图 5-10-1 胫、腓骨正位摄影体位图

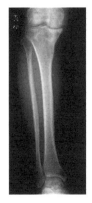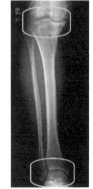

图 5-10-2 胫、腓骨正位影像图

二、胫、腓骨侧位

(一) 摄影规范

1. 体位：患者侧卧于摄影台上，受检侧膝关节稍弯曲，小腿外侧紧贴摄影台面，小腿长轴与探测器长轴一致。探测器上缘包括膝关节，下缘包括踝关节（图5-10-3）。

2. 中心线：对准胫、腓骨中点，垂直射入探测器中心。

3. 优质图像显示：显示胫、腓骨侧位影像，胫骨在前，腓骨在后，平行排列。上胫腓关节重叠较少，关节面可见。下胫腓关节重叠较多，关节面隐蔽。膝关节、踝关节呈侧位像，软组织层次丰富（图5-10-4）。

4. 临床应用：用于观察小腿部骨骼、关节和软组织侧位影像，属于常规位置。

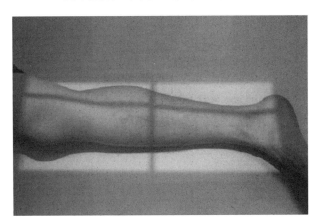

图5-10-3　胫、腓骨侧位摄影体位图

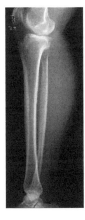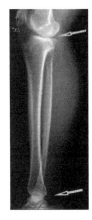

图5-10-4　胫、腓骨侧位影像图

(二) 常见问题及解决方案

1. 当患者胫、腓骨过长时，可使胫、腓骨长轴与探测器对角线长轴平行（图5-10-5），可最大限度地把受检测肢体包全（图5-10-6）。

2. 水平侧位。对于行动受限不能侧躺，或者不能移动的患者，可使其仰卧于平车上，患侧小腿腓侧尽量贴近立式探测器，小腿长轴与探测器长轴一致。同时嘱家属将对侧肢体抬高，避免遮挡受检侧。中心线对准胫、腓骨中点垂直射入探测器。

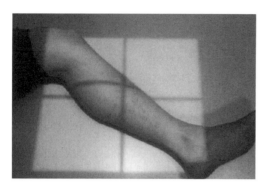

图 5-10-5　患者胫、腓骨过长，
增大摄影范围

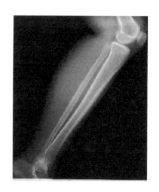

图 5-10-6　患者胫、腓骨长轴与
探测器对角线平行

第十一节　膝关节摄影

一、膝关节正位

（一）摄影规范

1. 体位：患者仰卧或坐于摄影台上，受检侧下肢伸直，足尖向上稍内旋。将髌骨下缘置于探测器中心，小腿长轴与探测器长轴平行（图 5-11-1）。

2. 中心线：对准髌骨下缘，垂直射入探测器中心。

3. 优质图像显示：图像包括股骨两髁、胫骨平台及腓骨头，髌骨位于内、外髁正中。关节面位于图像正中。腓骨头与胫骨重叠约 1/3。膝关节诸骨纹理清晰可见，周围软组织层次可见（图 5-11-2）。

4. 临床应用：用于观察膝关节间隙，股骨内、外侧髁，胫骨内、外髁，髌骨的骨质、外形变化，膝部软组织、骨骺和籽骨的情况。

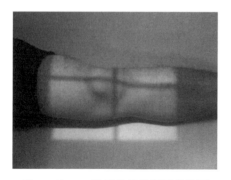

图 5-11-1　膝关节正位摄影体位图

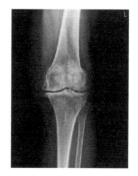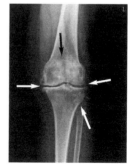

图 5-11-2　膝关节正位影像图

（二）常见问题及解决方案

膝关节置换术后常规行 X 线正侧位摄影以观察假体的形态，评估手术效果（图 5-11-3）。在 X 线正位片中观察股骨前髁连线是否平行于胫骨假体平台，若未处于水平位置，则说明假体放置位置不正，容易松动影响使用寿命（图 5-11-4）。

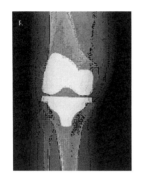
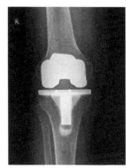
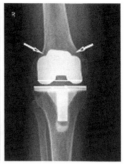

图 5-11-3　体位不正，假体变形　　　　5-11-4　体位校正后假体清晰展示，有利于术后评估

二、膝关节侧位

（一）摄影规范

1. 体位：患者侧卧于摄影台上，受检侧膝部外侧靠近台面，膝关节屈曲 120°～135°。对侧膝部弯曲置于受检侧肢体前上方。髌骨下缘置于探测器中心，髌骨面与探测器垂直（图 5-11-5）。

2. 中心线：对准髌骨下缘与腘窝皮肤皱褶线的中点，垂直射入探测器中心。

3. 优质图像显示：膝关节间隙位于影像正中，股骨内、外髁重叠良好。髌骨呈侧位显示，与股骨间隙分离明确，关节面边界锐利，无双边影。股骨与胫骨平台重叠极小（图 5-11-6）。

4. 临床应用：用于观察膝关节侧位影像，髌骨，股骨下端，胫、腓骨上端骨质情况，以及软组织影像等。

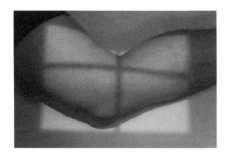
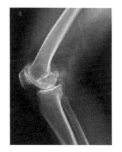
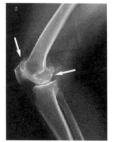

图 5-11-5　膝关节侧位摄影体位图　　　　图 5-11-6　膝关节侧位影像图

（二）常见问题及解决方案

1. 膝关节侧位摄影时，膝关节屈曲使股骨长轴与胫、腓骨长轴的夹角成 120°～135°（图 5-11-7）。屈曲角度过大或过小，均会影响髌骨的位置以及髌骨与股骨的间隙显示（图 5-11-8）。

2. 膝关节置换术后摄影。患者膝关节屈曲 120°～135°，由于大小腿厚度不一，可适当垫高小腿。当体位不正，股骨内、外髁未完全重叠时，置换假体后角呈双角影显示（图 5-11-9）。标准体位下所得图像可见假体后角无双边影，胫骨假体平台无双边影，关节间隙清晰（图 5-11-10）。

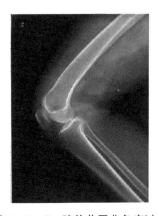

图 5-11-7 膝关节屈曲角度过小

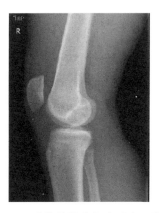

图 5-11-8 膝关节屈曲角度过大，髌骨抬高

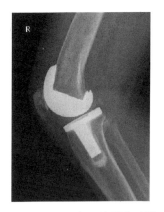

图 5-11-9 内、外髁未重叠

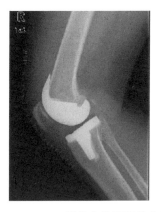

图 5-11-10 假体内外侧重叠良好

第十二节　大腿摄影

一、股骨正位

摄影规范如下。

1. 体位：患者仰卧于摄影台上，下肢伸直，足尖向上稍内旋，使两足趾内侧相互接触。股骨长轴与探测器长轴平行，股骨中点置于探测器中心。探测器上缘包括髋关节，下缘包括膝关节（图5-12-1）。

2. 中心线：对准股骨中点，垂直射入探测器中心。

3. 优质图像显示：股骨呈正位显示于图像中央，股骨头、颈、体及髁部等骨质影像显示清晰，髋关节、膝关节、股部软组织形态及层次均能显示。股骨完整显示，至少包括邻近一个关节（图5-12-2）。

4. 临床应用：用于观察股骨、髋关节、膝关节病变及周围软组织情况。

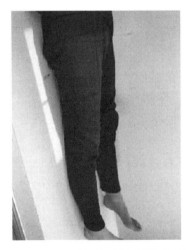
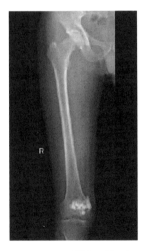
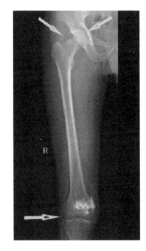

图5-12-1　股骨正位摄影体位图　　　　图5-12-2　股骨正位影像图

二、股骨侧位

摄影规范如下。

1. 体位：患者侧卧于摄影台上，受检侧贴近台面，下肢伸直，膝关节稍弯曲。对侧髋部与膝部屈曲，置于受检侧下肢的前上方。受检侧股骨长轴与探测器长轴平行（图5-12-3）。

2. 中心线：对准股骨中点，垂直射入探测器中心。

3. 优质图像显示：显示股骨头、颈、体，髁部，髌骨和膝关节的侧位影像，髋关节为侧位稍斜，膝部的内、外髁难以全部重叠，软组织层次清楚。股骨完整显示，至少包括邻近一个关节（图5-12-4）。

4. 临床应用：用于观察股骨、髋关节、膝关节病变及周围软组织情况。

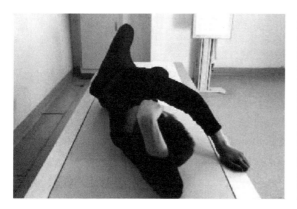 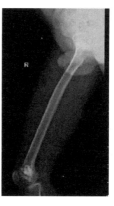 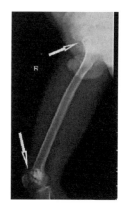

图 5-12-3　股骨侧位摄影体位图　　　　图 5-12-4　股骨侧位影像图

第十三节　髋关节摄影

一、髋关节正位

摄影规范如下。

1. 体位：患者仰卧于摄影台上，受检侧股骨头置于探测器中心。下肢伸直且稍内旋，双足跟略分开，两侧足趾内旋接触。探测器上缘包括髂骨，下缘包括股骨上端（图 5-13-1）。

2. 中心线：对准股骨头（髂前上棘与耻骨联合上缘连线的中点垂线下方 2.5cm 处）垂直射入探测器中心；同时摄取双侧髋关节时，中心线对准双髋连线中点垂直射入。

3. 优质图像显示：包括髋关节、股骨近端 1/3，同侧耻骨、坐骨及部分髂骨翼。股骨头位于影像正中，大粗隆内缘与股骨颈重叠 1/2，股骨颈显示充分（图 5-13-2）。

4. 临床应用：用于观察髋关节正位投影情况，关节炎、关节结核、脱臼等关节病变，以及股骨头、颈、大小转子、髋臼的骨质病变。

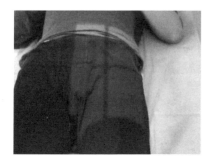 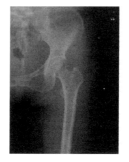 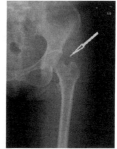

图 5-13-1　髋关节正位摄影体位图　　　　图 5-13-2　髋关节正位影像图

二、髋关节斜位

(一) 摄影规范

1. 体位：患者仰卧于检查床上，受检测股骨头置于探测器中心。患侧贴近台面，对侧髋部与膝部屈曲，对侧髋部抬高约 35°。患侧足尖稍内旋。探测器上缘包括髂骨，下缘包括股骨上段 (图 5－13－3)。

2. 中心线：对准股骨头垂直射入探测器中心。

3. 优质图像显示：包括髋关节或股骨近端 1/3，同侧耻骨或坐骨及部分髂骨翼。股骨头位于图像中心，髋关节间隙最大限度地呈现 (图 5－13－4)。

4. 临床应用：主要用于观察髂骨骨折、髋臼脱位等病变。

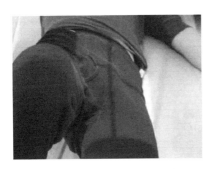

图 5－13－3　髋关节斜位摄影体位图

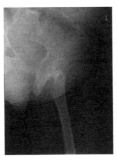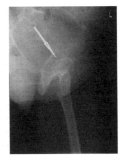

图 5－13－4　髋关节斜位影像图

(二) 常见问题及解决方案

患者股骨颈置换术后 X 线摄影的目的是评估术后恢复情况。临床医嘱通常为髋关节正斜位或股骨颈正斜位/正轴位，此类患者需注意以下事项：

1. 摄影范围需包全人工关节，并尽量向股骨远端延伸 (图 5－13－5)。

2. 斜位要求患者侧身，使身体冠状面与检查台面约成 35°夹角，术后患者应注意移动过程中有家属或临床医师陪同，避免坠床。

3. 股骨颈轴位要求人工关节的侧支与主体完全重合，对侧髋部抬高与检查台面约成 65°夹角 (图 5－13－6)。

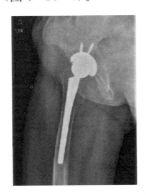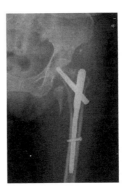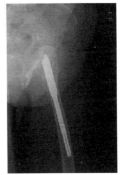

图 5－13－5　股骨颈置换术后复查包全人工关节　　图 5－13－6　股骨颈正轴位影像图

三、骨盆正位

（一）摄影规范

1. 体位：患者仰卧于摄影台上，身体正中矢状面垂直并对准台面中线。双手抱头，双下肢伸直并内旋，两足跟分开，足尖贴紧。照射野上缘包全髂骨，下缘包含股骨上端和髋关节（图5-13-7）。

2. 中心线：对准髂前上棘连线中点与耻骨联合上缘连线的中点位置，垂直射入。

3. 优质图像显示：骨盆各骨左右对称，显示于影像正中。骶髂关节与髋关节显示清晰。耻骨不与骶椎重叠，股骨颈显示充分（图5-13-8）。

4. 临床应用：主要用于观察骨盆的骨质、形态和双髋关节的情况。

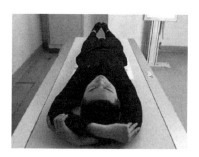
图5-13-7　骨盆正位摄影体位图

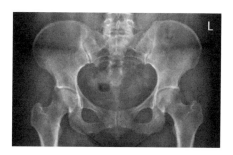
图5-13-8　骨盆正位影像图

（二）常见问题及解决方案

1. 部分影像上骶髂关节显示不清，关节间隙变窄，股骨颈未能充分展示（图5-13-9）。嘱患者双下肢内旋，两足跟分开，足尖贴紧，可使骶髂关节与股骨颈显示良好（图5-13-10）。

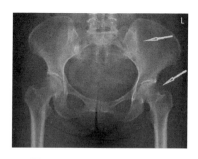
图5-13-9　双下肢未内旋

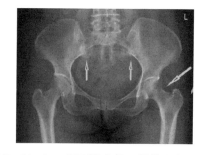
图5-13-10　双下肢内旋，股骨颈充分显示

2. 骨盆摄影时，人体躯干长轴要与探测器长轴一致，保证骨盆左右结构对称，双侧髂脊平齐。躯体冠状面应平行于摄影台，双侧下肢紧贴台面，避免影像上骨盆各结构的扭曲。

第六章　乳腺摄影规范

第一节　注意事项

一、临床应用

1. 适应证：①临床检查有乳腺肿块、腋下肿块、病理性溢液或皮肤异常改变等；②既往乳腺疾病患者的复查与随访；③乳腺疾病的筛查（表6-1-1）。

2. 禁忌证：无绝对禁忌证，妊娠期（特别是孕早期）为相对禁忌证。

表6-1-1　不同人群的乳腺摄影筛查建议

年龄（岁）	20～39	40～45	46～69	≥70	高危人群*
筛查建议	不推荐筛查	机会性筛查	机会性筛查和群体筛查	机会性筛查	提前筛查（<40）
筛查方式	/	1次/年	1次/1～2年	1次/2年	1次/年
致密型乳腺	/	联合B超	联合B超	/	联合B超和MR

*注释如下。

乳腺高危人群：有明显乳腺癌遗传倾向者、既往有乳腺导管或小叶不典型增生或小叶原位癌的患者、既往行胸部放疗者。

机会性筛查：医疗保健机构为因各种情况前来就诊的适龄女性提供的乳腺筛查，或女性个体主动或自愿到提供乳腺筛查的医疗保健机构进行检查。

群体筛查：社区或单位实体借助医疗保健机构的设备、技术和人员有组织地为适龄女性提供乳腺筛查服务。

二、检查前准备

（一）患者准备

1. 推荐最佳的检查时间为月经周期第7～14天。

2. 检查前除去上衣及佩饰，充分暴露乳腺及腋窝，确保该区域皮肤表面的药物、污渍、胶布等清除干净。

3. 如果有多项乳腺检查，特别是有创的检查，建议先做乳腺摄影。

（二）设备准备

1. 定期检测图像质量是否达标。
2. 确保机房的温度、湿度等符合工作环境要求。
3. 检查压迫板是否完好无裂痕，检查其他相关设备是否正常，以保证患者的安全。
4. 检查网络传输、曝光控制、屏蔽门等是否正常，以保证乳腺摄影工作有序正常进行。
5. 确保机房内干净整洁，针对摄影台和压迫板、面罩、扶手等直接接触患者皮肤的地方，消毒工作应做到每人一次。

（三）技师准备

1. 必须持有国家认证机构授予的"乳腺摄影技师上岗证"。
2. 在上级技师指导下，能熟练进行乳腺摄影。
3. 有对乳腺 X 线影像进行初步诊断的经验。
4. 在独立操作前，应熟知所用设备的性能、特点等，严格遵守乳腺摄影设备的操作规程，明确乳腺摄影的注意事项。

（四）常规检查流程

1. 仔细核对患者检查信息，如姓名、性别、年龄、检查部位等。
2. 用铅围脖和铅围裙等对敏感器官进行防护。
3. 常规患者体位为站立位，如不能站立，则可取坐位。
4. 详细询问病史，查看患者是否存在安全隐患。孕妇若必须做乳腺摄影，应签署孕妇专用知情同意书。针对体内安置有 PICC 和心脏起搏器、胸壁处装有中心静脉输液泵、严重颈椎病、严重骨质疏松的患者，应注意密切保护患者。针对乳腺炎急性期、乳腺术后、外伤后伤口未愈者，囊袋式丰胸术后疑似渗漏者，乳腺内存有不能施压的巨大肿瘤者，皮肤破溃面积较大者等，应根据患者意愿与临床情况权衡是否进行乳腺摄影。
5. 简要介绍乳腺摄影的过程及注意事项，针对部分紧张恐惧的患者，可进行适当的心理疏导并告知其压迫的必要性，以取得患者的积极配合。沟通过程应高效、具有亲和力。
6. 注意患者隐私保护。由于乳腺摄影检查的特殊性，非相关人员不可随意进出检查室。常规建议要求女性技师为患者进行乳腺摄影，若男性技师操作设备，应同时有一名女性医务人员陪同在场。
7. 检查室必须常备抢救用品，包括装有复苏药物和器械的抢救车、医用氧气管道、氧气瓶或氧气袋、血压计、吸痰设备、简易呼吸器及各类抢救药品（1∶1000 肾上腺素、组胺 H_1 受体阻滞剂、地塞米松、阿托品、生理盐水或林格氏液、琥珀氢考、抗惊厥药等），确保若发生不良反应，医疗物资充足。
8. 术中组织摄片：手术中取下的组织标本应马上进行拍摄，确保在最短的时间内给手术医生反馈标本的影像情况。乳腺穿刺活检后一周内不宜进行乳腺压迫，以免造成患者的再次创伤，如外出血或内出血（瘀青）等。

三、压力值及摄影参数

根据乳房大小选用相适应的压迫板，对乳腺进行适度加压，压力值为100～180N，压力在患者可以承受的极限值范围之内。压迫的目的主要是固定乳腺，减小乳房的厚度，使病灶更接近探测器，避免乳腺结构相互重叠，提高病变的显示率；并且X线通过乳腺的距离缩短，可减少散射线，降低辐射，减少几何学失真，进而改善对比度，提高锐利度。

标准的压迫是使腺体组织达到完全展开的状态，压迫后使乳腺组织紧实，但不致太疼痛为度。若压力过轻，会引起两方面问题：一是导致腺体过厚，特别是自动曝光时，不能使X线相对均匀地穿透，图像清晰度下降，乳腺组织和病变细节的显示变差。二是使乳腺与探测器台面不能紧贴，易产生呼吸运动伪影，导致重影模糊。若压力过重，患者会有强烈疼痛感，可能造成乳腺损伤。特别是对增生严重和青春期乳腺，肿块较大的患者不能使用过大的压力值。

乳腺摄影时要求平均腺体剂量（Average Glandular Dose，AGD）≤3mGy/次。摄影参数根据患者的情况采用最优化摄影参数（Automatic Optimization of Parameter，AOP）和手动调节参数曝光。常见乳腺摄影参数见表6-1-2。

表6-1-2 常见乳腺摄影参数

AOP	剂量优先模式	DOSE	体检、筛查
	标准模式	STD	常规诊断性检查
	对比度优先模式	CNT	术前、巨大包块
手动	25～35kV，50～150mAs		乳沟位、术中少量标本组织

四、体位选择

乳腺摄影的常规体位为内外斜位（MLO）及头尾位（CC）。对于MLO及CC显示不良或未包全的乳腺病变，可以根据病灶位置选择外内侧位（LM）、内外侧位（ML）、夸大头尾位（XCCL）、腋窝位（AT）、切线位（TAN）及乳沟位（CV）等予以补充。乳腺摄影体位的标准术语及其缩写见附件一。为了进一步评价在上述体位摄影中显示出的异常改变，可进一步采用局部点压摄影、放大摄影或局部点压放大摄影等特殊摄影方式。在实际临床应用当中，可根据临床需求进行如下体位的组合选择（表6-1-3）。

表6-1-3 常见乳腺摄影的体位组合模式

临床需求	摄影体位组合
体检	CC+MLO
复查	CC+MLO
彩超或临床已发现有异常	CC+MLO+ML

临床需求	摄影体位组合
术前定位	CC+MLO+ML
腋窝有副乳、包块及淋巴结肿大	增加 AT
乳腺内侧后深处有包块	增加 CV+LM
乳腺外侧后深处有包块	增加 XCCL
体表有突出物，拍摄时重叠于腺体内	增加 TAN
乳腺内有可疑包块或有细小沙砾样钙化	增加点压放大摄影
乳头有异常分泌液	增加乳腺导管造影
乳腺有结节、包块需要定性、定位时	增加 DBT
乳腺有结节、包块、钙化需要定性、定位时	增加 CESM
乳腺有砂砾样钙化但临床未能扪及包块时	宜做乳腺三维穿刺定位来帮助手术中的定位

五、不良反应急救

乳腺摄影的不良反应及急救措施主要包括：

1. 患者情绪紧张或心理恐惧等导致其头晕、心慌胸闷、呼吸困难等，可给予患者心理疏导、解释、鼓励等，以缓解其不良反应。

2. 各种原因导致患者低血糖而引起心慌头晕、缺氧等不良反应，根据具体低血糖原因对症采取措施，比如适量进食等。

3. 针对乳腺导管造影、活检穿刺等特殊项目，部分患者可能出现晕针、晕血，给予卧床、休息、吸氧、观察等。

4. 对比剂过敏引起的不良反应，按照总论中对比剂过敏急救流程进行。

5. 必要时，可拨打急诊科电话，配合急诊医生送急诊室。若为住院患者，立即通知主管医生。做好急救记录，上报不良事件。

第二节　乳腺摄影常规体位

一、头尾位（CC）

（一）摄影规范

1. 操作方法及步骤（以右侧为例，见图6—2—1，左侧与之相反）。

（1）患者面对乳腺机自然站立，两足与肩同宽，两肩基本等高，头转向左侧，右侧面部紧贴面板，左手握紧扶手，固定身体，右侧肩部放松，右手下垂于体侧，身体向前微倾。

（2）技师站在患者右侧，将摄影平台调整到适宜高度，把乳腺轻抬起放置于摄影台上，提拉乳腺组织向前移动，触摸并确认乳腺下缘位置，升起摄影平台与提拉后的乳腺下缘接触。

（3）患者胸骨紧靠探测器平台的胸壁缘，技师将右乳内分及中分腺体提升到摄影台上，把乳腺外侧组织牵拉远离胸壁并固定在摄影平台上，手模拟压迫板将乳腺展平，开始缓慢加压。

（4）轻推患者后背，防止乳腺从压迫板中脱离，同时保护肩部、乳腺上方的皮肤、肋骨，以缓解在加压过程中患者皮肤的牵拉，减轻疼痛感。

（5）压迫过程快结束时，固定乳腺的手向乳头方向移动，并使腺体组织伸展，从前方抽出。展平乳腺外侧缘的皮肤皱褶。继续加压至乳房足够紧实为止。

（6）嘱患者保持身体不动，检查头、下颌、肩、乳房上分脂肪皮肤、头发等有无遮挡照射野，屏气曝光，检查结束后压迫板自动释放。

2. 优质图像显示：①左右照片对称，双侧乳腺 CC 相对放置时呈球形。②乳头位于切线位，不可与乳腺组织重叠。③无皮肤皱褶。④包含乳腺的基底部，尽量显示部分胸大肌前缘。⑤充分显示内、中分腺体组织，外分腺体组织也尽可能全部包括。⑥CC 与 MLO 摄影的乳头后线长度差必须≤1cm。⑦影像层次分明，病灶显示清晰，能显示 0.1mm 的细小钙化灶。⑧无运动伪影和其他伪影（图 6-2-2、图 6-2-3）。

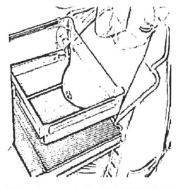 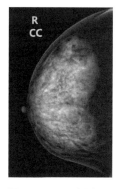 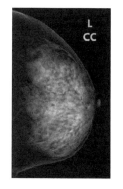

图 6-2-1　右乳 CC 摄影体位图　　　图 6-2-2　右侧 CC　　图 6-2-3　左侧 CC

3. 特殊注意事项：①摄影包全乳腺腺体组织，尤其是乳腺外上象限的腺体组织。②压迫时注意保护患者的肩部和肋骨，尽量减轻疼痛感。

（二）常见问题及解决方案

1. 异物伪影。应注意清理患者照射野内的异物，比如头发、项链、耳环、皮肤上的异物等，如果照射野内存在异物，产生类似病灶的伪影，可能导致误诊。图 6-2-4 为啫喱水凝固成团的发束投影在乳腺组织上形成的异常影像。可采取简单措施：束起头发，防止检查时照射野内头发束的遮掩，避免造成伪影假象（图 6-2-5）。另外，临床上贴膏药后的残余胶也需注意清除。

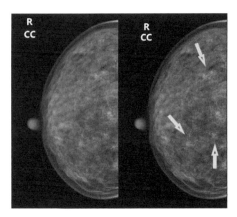

图 6-2-4　头发引起结构紊乱，
伴砂砾样的钙化影

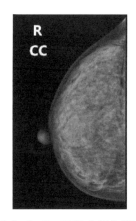

图 6-2-5　腺体内钙化影和
结构紊乱影消失

2. 部分尾叶未包全。在外上象限尾叶病变的发生率较高，部分患者的外上象限尾叶存在病灶时若未包全，则可能造成漏诊（图 6-2-6）。此时，应将尾叶尽可能全部牵拉出来，充分显示（图 6-2-7）。

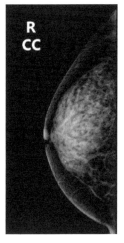

图 6-2-6　尾叶腺体向后
延伸，未能包全

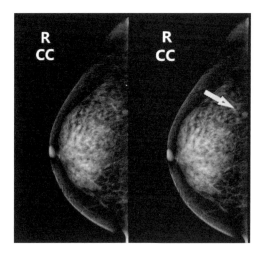

图 6-2-7　尾叶腺体完全包括，
病变得以显示

3. 对于乳腺上方病灶，可加摄轻压 CC，具体的操作方式及注意事项见本章第三节的相关内容。

二、内外斜位（MLO）

（一）摄影规范

1. 操作方法及步骤（以右侧为例，见图 6-2-8，左侧与之相反）。

（1）患者面对乳腺设备自然站立，两足与肩同宽，托起乳腺的可移动组织，确定胸大肌的角度，高瘦者为 55°～65°，较矮胖者为 45°～55°，使患者胸大肌与探测器平行，双侧乳腺的体位角度保持一致。

（2）患者右侧的手放在手柄上，肘部弯曲以松弛胸大肌。技师向外牵拉上臂脂肪，向前推移患者的右肩，使其右腋下组织尽可能移进照射野。

（3）患者肩部放松，技师用左手将右腋下及胸大肌轻轻向前牵拉，使乳腺可移动的外侧缘更加明显，同时向上向外牵拉乳腺腺体远离胸壁，以避免组织影像相互重叠。

（4）缓慢加压，直至有足够的压力使乳腺和腋下组织伸展于探测器上固定好，最后向下牵拉腹部组织及胸壁侧皮肤，以展开乳腺下及胸壁侧皮肤褶皱。

（5）嘱患者用左手将左侧乳腺向外侧牵拉以远离照射野，抬高下巴，防止遮掩投照部位。

（6）屏气后启动曝光，曝光完毕压迫板自动释放。

2. 优质图像显示：①左、右乳腺影像背靠背对称放置呈菱形。②胸大肌显示充分，其下缘能延续到乳头后线或以下。③乳腺整体组织、乳后间隙脂肪带充分显示。④胸壁组织充分显示，乳腺下部折叠处的组织伸展。⑤乳腺组织无下垂，乳头显示呈切线位。⑥无皮肤皱褶。⑦影像层次分明，病灶显示清晰，能显示 0.1mm 的细小钙化灶。⑧无运动伪影和其他伪影（图 6−2−9、图 6−2−10）。

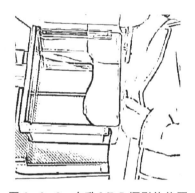

图 6−2−8　右乳 MLO 摄影体位图

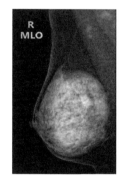

图 6−2−9
右侧 MLO

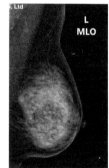

图 6−2−10
左侧 MLO

3. 特殊注意事项：斜位压迫时一定要保护患者的肱骨、锁骨和肋骨，尤其是老年人的肋骨存在骨质疏松，更要注意保护。

（二）常见问题及解决方案

1. 腺体伸展不良。在行 MLO 乳腺摄影时，压迫可保持乳腺在探测器上良好伸展。但部分患者腋窝肌肉组织较厚，腹部脂肪较多，腺体组织松弛下垂，此时可能导致腺体未被牵拉而伸展不良。另外，技师采用不适合的压迫装置或者操作手法不当，亦可导致压迫不充分，腺体伸展较差，下垂而出现所谓的"骆驼鼻子"征象（图6−2−11）。解决方案：用手牵拉腺体使之向前上展开，避免与腹部脂肪重叠，并适当减小腋窝压迫厚度，再进行充分压迫（图6−2−12）。

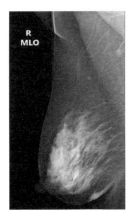

图 6-2-11　腺体下垂与腹部脂肪
重叠，易隐藏病变

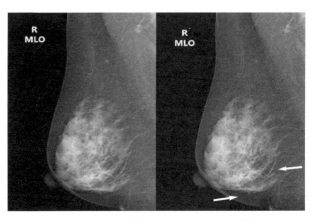

图 6-2-12　腺体向前上展开，显示较好

2. 腋下淋巴结显示不良。当患者自述或病史资料显示腋窝有异常时，常规 MLO 显示腋下淋巴结不理想，腋下摄片范围不够（图 6-2-13），此时应加摄腋窝位（图 6-2-14），腋窝位的具体摄影要点见本章第三节的相关内容。

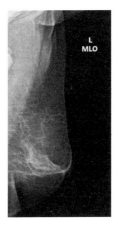

图 6-2-13　常规斜位，
腋下淋巴结显示较少，不能满足诊断

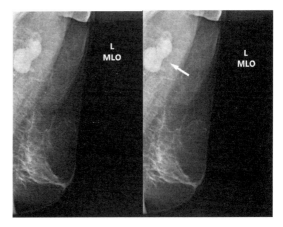

图 6-2-14　腋窝位，
腋下增大的淋巴结充分显示

3. 压力值过小。压力值不足的临床影像主要表现为乳腺腺体结构重叠，纤维及腺体组织曝光不一致，腺体不够紧实，乳腺腺体较厚部分穿透不充分，较薄部分曝光过度和图像有运动伪影等。同时，压迫不足会导致线质硬化和散射线增加，两者均可引起对比度降低，结构模糊不清（图 6-2-15）。为了保证乳腺腺体得到充分压迫，宜观察到皮肤紧绷为止。实际操作中，以达到每个患者"能忍耐的最大限度的压迫力度"为准（图 6-2-16）。

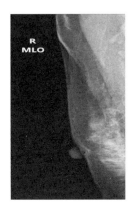
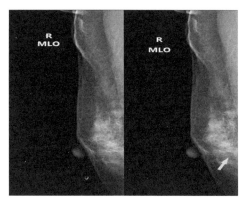

图 6-2-15　压力值为 7kg，
砂粒样钙化影显示不清

图 6-2-16　压力值为 15kg，
腺体内砂粒样钙化清晰可见

4. 异物伪影。CC 提到的异物伪影同样适用于 MLO，如膏药残余物在皮肤、腺体内高密度显影，易混淆为多发性多形性钙化影，干扰诊断（图 6-2-17）。此处可见皮肤表面的膏药残余影与图像上高密度影的位置是相同的，应清除后再行检查（图 6-2-18）。

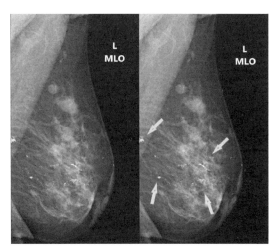
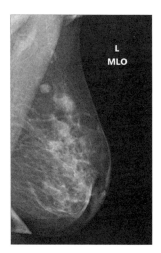

图 6-2-17　膏药残余物
在皮肤、腺体内呈高密度影

图 6-2-18　高密度伪影消失，
病变得到真实显示

第三节　乳腺摄影附加体位

一、乳腺侧位

（一）摄影规范

1. 操作方法及步骤（以内外侧位为例，外内侧位与之相反）：乳腺 90° 侧位包括内外侧位（ML）和外内侧位（LM）（图6-3-1、图6-3-2）。

（1）将X线球管臂旋转90°，患者的受检侧手臂高举超过摄影平台，握住扶手，肘部弯曲以松弛胸大肌。

（2）摄影平台的顶部在腋窝下，患者腋中线紧贴摄影平台边缘，颈部前伸，头微仰，技师的手向上向前提升并牵拉乳腺组织和少量胸大肌，向摄影平台方向旋转患者使压迫板紧贴胸骨边缘，将腺体置于摄影平台中央并压迫使其成为标准侧位状。

（3）继续加压直至乳腺组织紧实为止。向下展平乳腺下皱褶，牵拉移开对侧乳腺。

2. 优质图像显示：①乳头的轮廓可见，处于切线位。②乳腺组织清晰显示，无下垂。③乳后间隙影像清晰显示。④包含部分胸大肌，乳腺下部折叠处的组织伸展。⑤无皮肤皱褶，无运动伪影，无其他伪影。⑥影像层次分明，病灶显示清晰，能显示0.1mm的细小钙化灶。

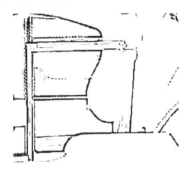 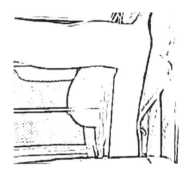

图6-3-1 右乳ML摄影体位图　　　图6-3-2 左乳LM摄影体位图

3. 特殊注意事项：病灶侧靠近摄影平台，可获得最小的物-片距，从而减小几何模糊。若病灶在外侧，可选择内外侧位；若病灶在内侧，可选择外内侧位。

（二）案例分析

当只有单个体位能显示病变而无法定位时，应补充体位。

案例分析1：患者，女，45岁，右乳内中分触摸有一肿块，RCC上发现了病灶，RMLO未发现明确病灶（图6-3-3）。在添加的RML上（图6-3-4），病变的位置、形态显示更清晰。

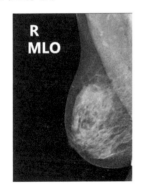 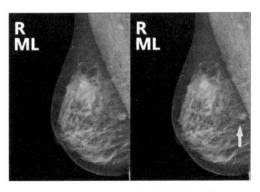

图6-3-3 RMLO上　　　　　图6-3-4 RML上右乳内中分的
未见病灶显示　　　　　　结节影清晰显示

案例分析 2：患者，女，53 岁，左乳内上分触摸有一不滑动肿块，LCC 内分见一边缘毛糙影（图 6-3-5），而 LMLO 上未发现病灶（图 6-3-6）。两个位置都无法定位、定性，这种情况下添加了 LLM（图 6-3-7），以显示此病灶的位置、边缘、形态等。

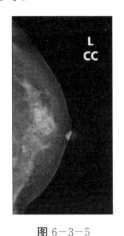 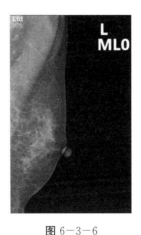 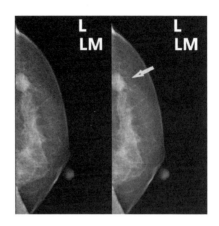

图 6-3-5	图 6-3-6	图 6-3-7
LCC 内分见一边缘毛糙影	LMLO 上未发现病灶	添加了 LLM

二、点压放大（MS）

摄影规范如下。

1. 摄影要点。

（1）按照标准体位影像确定病变位置和范围（兴趣区），体位可选择 CC、MLO、侧位等中的任意两种或多种，以显示病灶清晰为准，例如以图 6-3-8 为参考，进行点压放大摄影。

（2）兴趣区：测量从乳头至病变的垂直距离，在上、下或内、外方向上测量乳头到病变的距离，以及从皮表到病变的距离。用手模拟加压，将 3 个测量值转换标记来确定病变的确切位置，然后将中心的定点压迫装置放在病变上方。

（3）安装方法：取掉常规摄影装置，安装点压放大摄影平台、点压放大压迫板。

（4）条件：自动选择参数，使用小焦点和点压压迫板。

（5）适用情况：用于评价常规乳腺摄影中显示的局灶性微小改变或可疑病变。此摄影方式可进一步对该区域进行放大分析，以确定病变真实存在。细小钙化点的数目、分布和形态可得到更好的显示。

2. 优质图像显示：兴趣区位于摄影中心，组织层次分明，病灶显示清晰（图 6-3-9）。

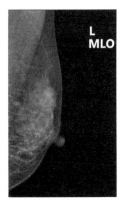

图6-3-8 左乳 MLO

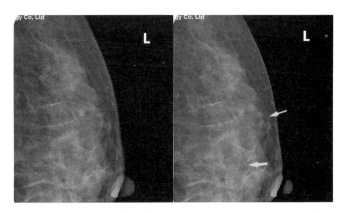

图6-3-9 局部放大摄影，两处砂砾样钙化显示更清晰

3. 特殊注意事项：点压放大摄影通常结合小焦点来提高乳腺细节的分辨率，注意将病变中心放置在压迫板的中间。

三、乳沟位（CV）

摄影规范如下。

1. 摄影要点。

（1）患者面对乳腺摄影机，头转向健侧，双侧乳腺放置在摄影平台上，向前拉伸双侧乳腺的所有内侧组织，以便于乳沟成像。双侧乳腺所有内侧及内后侧组织、病变一定包括在内（图6-3-10）。

（2）中心线：X线从头侧射向尾侧，中心为双乳腺内侧乳沟区。

（3）适用情况：用于显示乳腺内侧深部病变。

2. 优质图像显示：①充分显示双乳乳腺内侧组织。②尽量显示胸骨前的软组织。③两侧乳腺组织显示均匀。④乳腺后内深部组织显示良好。⑤无皮肤皱褶，无运动伪影，无其他伪影。⑥影像层次分明，病灶显示清晰，能显示 0.1mm 的细小钙化灶等（图6-3-11）。

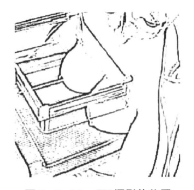

图6-3-10 CV摄影体位图

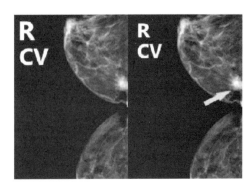

图6-3-11 CV影像图

3. 特殊注意事项：如果乳沟的位置位于探测器的中心感应区，必须使用手动曝光模式。如能将受检测乳腺放置在探测器上方，乳沟轻微偏离感应区的中心，则可以使用自动曝光技术。

四、轻压 CC

摄影规范如下。

1. 摄影要点。

（1）首先触摸病变，明确病变位置，用记号笔在乳房上勾画出病灶大致的部位，摄影时须包全标记区域的病灶，其余操作方法同常规 CC（图 6-3-12A、B、C）。

（2）压力值：较常规 CC 减小，确保标记位置在压迫范围内。

（3）适用情况：乳腺上方近胸壁的病变。主要原因是常规 CC 压迫之后病变向后上方移动脱离显示区，而标记之后的轻压 CC 可以观察病变是否在压迫范围内（图 6-3-12C）。

2. 优质图像显示：在常规 CC 位（图 6-3-13）的基础上，采用轻压 CC（图 6-3-14）保证乳腺上方的病变能清晰完整显示，明确病灶的位置、形态、性质等。

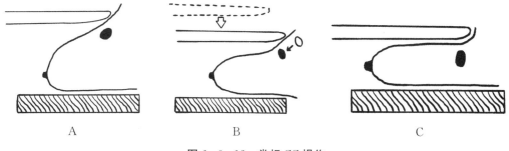

图 6-3-12 常规 CC 操作

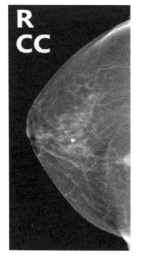

图 6-3-13 常规 CC，乳腺上方的
病变易向上向后滑脱

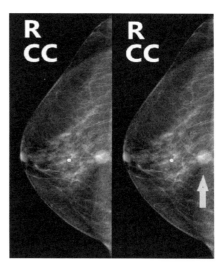

图 6-3-14 轻压 CC

五、腋尾位（AT）

摄影规范如下。

1. 摄影要点。

（1）操作手法同常规斜位，机架角度与 MLO 相同。使用专用的腋窝压迫板，患者的患侧手弯曲上抬紧握扶手，技师调节摄影平台的高度，将腋窝部放入拍摄视野，从胸壁牵拉上部乳腺和腋尾部，放置于检测台上固定后进行压迫，屏气曝光。压力值适度即可（图 6-3-15）。

（2）范围：乳腺腺体组织可延伸至腋前下区域，为显示乳腺外侧组织、副乳及腋前淋巴结，应包全腋尾区域。

（3）中心线：X 线从内上射向外下。

（4）适用情况：患者口述或病史显示腋窝有异常，且常规 MLO 显示腋下淋巴结不够。

2. 优质图像显示：腋下增大的淋巴结清晰显示，此体位箭头所指的下分腺体可不包全（图 6-3-16）。

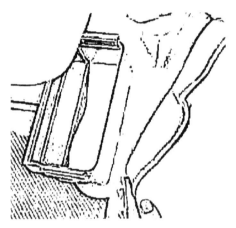

图 6-3-15　右乳腋尾位摄影体位图

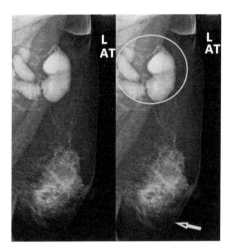

图 6-3-16　腋尾位

六、夸大头尾位（XCCL）

摄影规范如下。

1. 摄影要点：当常规 CC（图 6-3-17）无法显示外侧较深处的病变时，可采用夸大头尾位（图 6-3-18）。首先触摸病变，明确病变位置，用记号笔在乳房上勾画出病灶大致的位置。然后患者头转向对侧，腋前线紧贴摄影台边缘，将外侧分的兴趣区牵拉放置于照射野内，缓慢加压固定乳腺，压迫完可以看到标记在照射野里面（图 6-3-19），注意患者的肩膀不要进入照射野。其余摄影方法同 CC。

2. 范围：以 CC 摄影（图 6-3-20）中乳腺外侧深部的病变作为摄影重点，内侧部分可适当减少。

3. 优质图像显示：清晰显示乳腺外侧分深部的病变以及靠近腋下的延伸部分（图6-3-21）。

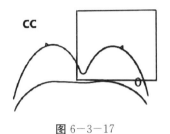

图6-3-17

常规CC摄影体位图

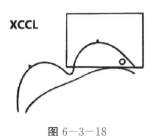

图6-3-18

XCCL摄影体位图

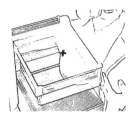

图6-3-19

右乳XCCL摄影体位图

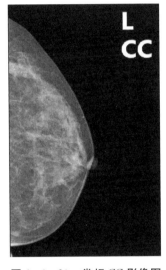

图6-3-20 常规CC影像图

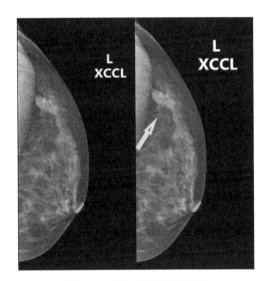

图6-3-21 XCCL影像图

七、切线位（TAN）

摄影规范如下。

1. 摄影要点：在具有凸出组织的皮肤上贴铅标记，使铅标记处于切线上，转动摄影平台或乳腺进行定位，然后压迫，确认铅标记切线投影到摄影平台上即可。

2. 适用情况：部分乳腺皮肤上的凸出组织，如瘢痕、痣、肿块等，拍摄时投影与腺体重叠，形成假性结节影（图6-3-22、图6-3-23）。

3. 优质图像显示：将凸出组织投影到乳腺腺体以外的皮肤组织上，避免与腺体重叠造成误诊（图6-3-24）。

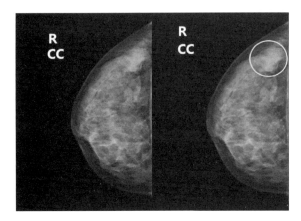

图 6-3-22　右乳 CC，皮肤凸出组织
在乳腺影像上显示为致密团块影

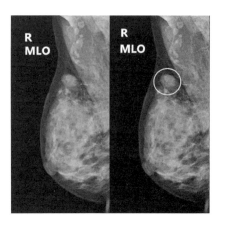

图 6-3-23　右乳 MLO，
乳腺外上分见致密团块影

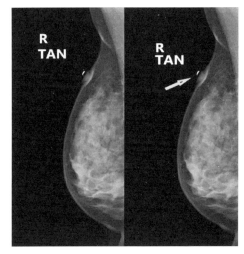

图 6-3-24　切线位，在凸出组织上贴铅标记，添加切线位拍摄的影像

八、丰胸术后的乳腺摄影

摄影规范如下。

硅胶注射式丰胸，需适当减小乳腺压力值摄影。自体脂肪移植式丰胸，常规压迫摄影。硅胶囊袋式丰胸，需查看近期彩超结果，若囊袋已破裂渗漏，禁止加压摄片；若囊袋有皱褶，应减小压力值谨慎加压摄片；若囊袋光滑、完整，可加压摄片。

拍摄前请患者签署知情同意书。拍摄时一边加压一边观察患者情况，采用适当的压力值并手动设置曝光参数。除常规体位外（图 6-3-25），硅胶囊袋式丰胸者可添加修正手法（图 6-3-26），将植入物向胸壁后上方推移，轻轻向前牵拉乳腺组织，放置于摄影台上，同时用压迫板将腺体固定后拍摄图像（图 6-3-27）。此手法可将被植入物挤压的乳腺组织充分展开显示。

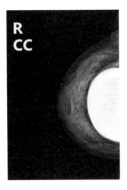

图 6-3-25　常规 CC，
假体将腺体挤压成团，
无法显示腺体真实情况

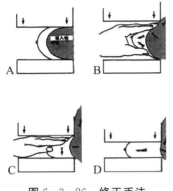

图 6-3-26　修正手法

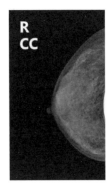

图 6-3-27　修正体位 CC，
使用修正手法后，
CC 腺体充分显示

第四节　乳腺导管造影

一、临床应用

乳腺导管造影主要用于病理性乳头溢液的诊断，通过向溢液导管内注射对比剂后进行 X 线摄影，可清晰显示溢液导管管径大小、腔内占位及管壁有无破损、侵蚀等情况，帮助确定导管是否有病变及病变具体位置和范围等。优点：简单、安全、快速。常规选择非离子型对比剂。

1. 适应证：非生理性乳头溢液。乳腺溢液种类很多，有乳汁样、豆腐渣样、血性、脓性、油脂性等。液体颜色为白色、淡黄色、棕色、咖啡色、红色、淡红色等。

2. 禁忌证：急性乳腺炎、乳腺局部感染、乳头明显内陷、碘过敏、严重甲状腺功能亢进。

二、摄影规范

1. 先行常规摄片：采用 CC、MLO。

2. 患者可取坐位或卧位。

3. 用碘伏消毒溢液乳头及周围皮肤。固定患侧乳头，找出溢液导管，采用一次性使用的无菌钝头眼科泪道冲洗针（4.5♯），缓慢插入选择好的乳腺导管口，针头插入溢液导管时有落空感。进针深度以 0.5~1.0cm 为宜，一般不超过 1.0cm，否则有可能使迂曲的乳腺导管破裂。

4. 取出针头，将吸好 2.0mL 的对比剂针筒接上针头，排尽空气，插入找好的溢液导管口，随即缓慢匀速注入对比剂，稍感阻力时停止，一般注入剂量为 0.1~2mL，不宜过多，注入对比剂的多少与溢液量成正比。

5. 注完对比剂后，边退针头边轻推对比剂在乳头段主导管内，使其全程显影，拔出针头后用手指捏住乳头，同时用碘伏棉签清除乳头周围皮肤上的对比剂，随即拍摄造影后的乳腺图像。推荐拍摄体位先后顺序：ML、MLO、CC。拍摄时压力不宜过大。

6. 检查完毕后应尽量挤出导管内容物观察，确认为混合液则表示造影成功。

7. 当患者乳头多孔多色溢液时，优先选择颜色较深含有血性分泌液的导管。若均为同一色分泌物，优选量较多的导管。最多可对两根导管进行造影。

优质图像显示：①导管内无空气伪影。②导管壁无运动伪影。③导管各级分支显示清晰，乳腺实质内可有少许对比剂出现（图6-4-1、图6-4-2）。

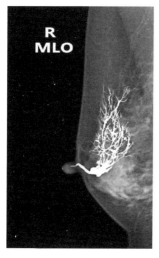

图 6-4-1 右乳造影 MLO

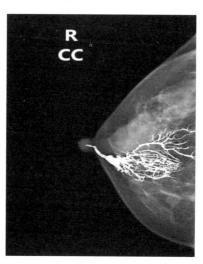

图 6-4-2 右乳造影 CC

三、特殊注意事项

检查前应适量进食，避免长时间检查导致低血糖休克而影响检查的进行。需家属陪同。检查部位严格消毒。不能将乳房溢液挤尽，以免影响造影时乳管口的找寻。检查结束休息 30 分钟后无不良反应方可离开。

晕针、晕血的处理方法：①卧床、休息、吸氧、观察，必要时拨打急救电话。②对比剂不良反应的处理参考本章第一节的相关内容。

四、常见问题及解决方案

（一）压力值和呼吸的控制

由于导管内对比剂充盈，因此压力值的大小与图像质量的好坏密切相关。若压力值过大，对比剂会大量溢出，导管充盈欠佳；若压力值过小，导管互相重叠遮掩，可能产生呼吸运动伪影，形成双边模糊影（图6-4-3）。因此要求技师在压力值和对比剂外溢这二者之间寻求一个平衡点，在固定乳腺的同时将腺体展开使得导管得以充分显示。具体应注意两点：①造影后摄影的压力值较常规乳腺压力值可适当减少，以乳头有少许溢出液为压力极限。②由于乳腺加压不够紧实，而乳腺摄影是低 kV、长时间的拍摄模式，因此必须吸气后屏气状态下才能曝光（图6-4-4），进而得到清晰的造影图像。

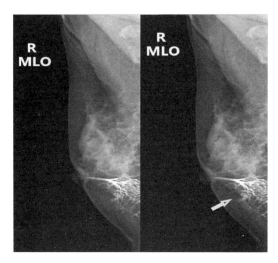

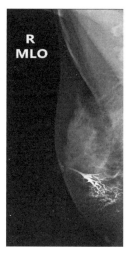

图 6-4-3　呼吸运动伪影-
远端导管双边伪影

图 6-4-4　严格闭气后，
导管壁清晰，无双边伪影

（二）油脂性分泌物

由于油脂性分泌物与水性对比剂不相容，容易造成导管内充盈缺损的假象（图6-4-5）。当挤出物为对比剂和油脂性分泌物的混杂物时，用对比剂反复冲洗导管，直至挤压出的混合物无油脂分泌物，重新造影并摄片（图6-4-6）。

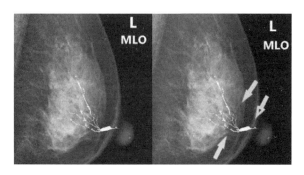

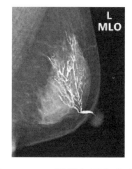

图 6-4-5　油脂性分泌物与水性对比剂
不相容，造成导管内多处充盈缺损像

图 6-4-6　导管各级分支走形
清晰，导管内未见充盈缺损像

（三）空气伪影

注入对比剂前，未将注射器内的空气排尽，可导致气泡影产生的充盈缺损假象。判断方法：①首次造影导管内的充盈缺损像为规则的椭圆形或圆形透亮影，且在变换体位后，圆形透亮缺损影出现移动、变形或相互融合，基本可判断其为气泡影造成的充盈缺损假象（图6-4-7）。②挤出混合液时可见其内混杂有小气泡。解决方法：排空注射器内空气后再次造影，导管内各级分支及走形清晰可见，充盈缺损像消失（图6-4-8）。因此注入对比剂前将注射器内的空气排空尤为重要。

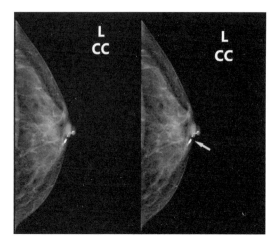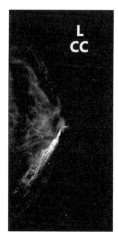

图 6-4-7　气泡进入导管后
造成的充盈缺损像

图 6-4-8　挤尽后再次造影，
导管内各级分支及走形清晰可见

（四）豆渣样固体分泌物

首次造影检查结果为导管近端膨隆，多处导管充盈缺损像，导管远端中断（图6-4-9），挤出观察，可见固体分泌物被对比剂稀释后形成固体或半固体混合液，触及分泌物有硬物感。此时可用对比剂对导管内分泌物进行不断稀释和冲洗，直到挤出的分泌物为清水样后再行造影（图6-4-10）。在导管内的固体分泌物已被冲洗排尽的情况下，首次造影出现的充盈缺损影可减少或消失，若是持续存在则可能是病变。

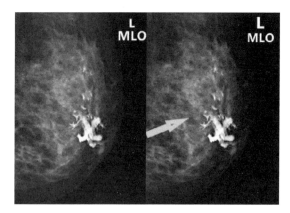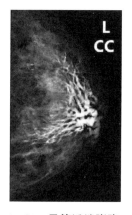

图 6-4-9　导管近端膨隆，远端中断，
导管内多处充盈缺损像

图 6-4-10　导管近端膨隆，各级
分支及走形清晰，未见充盈缺损像

（五）对比剂渗漏

图像显示为对比剂堆积的锥形束状影、远端成片状高密度影及皮下淋巴管显影，多由对比剂注入过量或注入时压力过大造成，也可能由导管找寻有误等造成，导致溢液导管显示不良，无法满足临床诊断要求（图6-4-11）。解决方法如下：不能马上进行二次造影，需等待腺体内对比剂吸收完毕，次日再行造影检查（图6-4-12）。

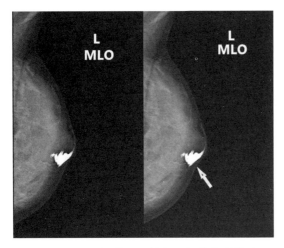
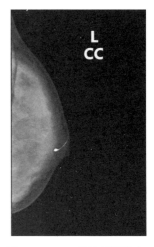

图 6-4-11 导管开口较细,远端出现锥形　　　图 6-4-12 导管近端较细,
束状影,可见较细的沿皮下走行的淋巴管像　　　　　　末端囊性改变

（六）鉴别导管口的准确性

造影结束后,挤出对比剂,观察挤出物是否为对比剂和分泌物的混合液。若为混合液,则说明造影成功,导管找寻正确。若出现对比剂和分泌物分流而出,且未能相互混合,则说明该造影的导管不为溢液导管,需重新探寻导管口后再次进行造影。

第五节　X 线引导下乳腺组织学活检

一、临床应用

X 线引导下乳腺组织学活检（Mammography-guided Breast Biopsy）包括 X 线引导下空芯针穿刺活检、真空辅助活检和乳腺三维导丝定位活检等。

1. 适应证:①未扪及乳腺肿块且超声检查显示阴性,但是乳腺摄影发现可疑微小钙化病灶,BI-RADS4 类及以上。②乳腺未扪及肿块,而乳腺摄影发现其他类型的 BI-RADS4 类及以上的病灶（如肿块、结构扭曲等）,且超声下不能精确定位。③部分 BI-RADS3 类病灶,且临床不排除恶性的可能性,也可考虑活检。④乳房体检扪及肿块,而乳腺提示相应位置有占位性病变,则需要行微创活检或微创切除以明确诊断。

2. 禁忌证:①患者有重度全身性疾病和凝血功能障碍。②经临床评估患者不能耐受穿刺检查。③乳腺巨大肿块和乳腺假体。④月经期、备孕期、妊娠期和哺乳期妇女不建议行此项检查。

二、特殊准备

1. 除第一节的准备以外,还须充分告知患者及家属可能出现的意外及并发症,签署手术知情同意书。

2. 仔细核对并确认影像资料，建议临床医师在乳腺 X 线片或乳房上用记号笔标记出病灶所在的大致位置，对保乳术和保留皮肤全乳切除患者需要标记手术切口。

3. 设备准备：检查影像引导和微创活检设备，确保精度和准度。

4. 携带术前血常规和凝血功能检查单。

三、穿刺活检方法及规范

（一）X 线引导下空芯针穿刺活检

在 X 线立体定位技术帮助下用 14G 或 16G 核芯针穿刺组织进行活检。核芯针由内针芯和外套管组成，能快速并且在微创的情况下获得病理组织，但同时也可能会出现肿瘤细胞种植、组织学低估、假阴性诊断等问题。

（二）真空辅助活检

真空辅助旋切活检系统主要由旋切刀、控制器、真空抽吸泵及相应软件组成。

1. 设备：数字乳腺 X 线机，配套三维立体定位系统及真空辅助旋切活检系统。

2. 体位：侧卧位、坐位、侧斜位、俯卧位。

3. 进针体位选择：以离病灶距离短、便于操作者体位为标准。常规采取垂直进针方式，必要时也可采取水平进针方式。

4. 操作方法及步骤：①由上至下依次取下保护面罩、压迫板、2D 拍摄板。将压迫板支持装置用电动脚踏升至最高。注意机架高度适中。②安装三维立体定位架，点亮三维定位按钮，按 P 到停车位。确认穿刺路径挡杆关闭，安装活检枪支架。③再次核对乳腺 X 线片，选择进针的位置和路径。④患者坐于穿刺椅上或侧卧于穿刺床上。将兴趣区放置活检框中心压迫紧实。⑤拍摄 0°图像，将倒"T"形标记重合，移动 X 线球管分别拍摄 +/-15°图像。⑥在 +/-15°两幅图像上移动目标靶点"十"字形标记使其位于穿刺病灶内，在 0°图像上确认目标靶点位于同一病灶，计算机自动计算出目标靶点的 x、y、z 三维坐标值。⑦点击 Send 键，将三维坐标轴数值发送到三维定位系统。⑧安装持针器，按动定位前进方向键，使定位装置自动移动至穿刺点，打开穿刺路径通道，限速器灯光在持针器孔的投影即为进针点，进行穿刺区域的常规消毒，用利多卡因加肾上腺素局部麻醉。⑨在进针点皮肤做一小切口，将旋切刀沿上下持针器孔路径插入患侧腺体内，发射弹射装置，将旋切刀垂直刺入病灶。⑩进行旋切前摄片：拍摄 +/-15°确认旋切刀刀头与病灶重合。⑪启动旋切装置进针按钮，完成对可疑病灶的旋切与抽吸，并将所得标本放于相应容器内。⑫拍摄标本组织图像。⑬活检结束后取下旋切系统，拍摄质检片。

5. 术后乳房和标本的处理：①术后应加压包扎至少 24 小时。若出现瘀血斑或血肿可延长包扎 1~2 天。一般 2~4 周后瘀血斑或血肿可消退。②将含有钙化的标本条与不含钙化的标本条分装于不同的容器内，用 4% 甲醛溶液固定，送病理检测。

（三）乳腺三维导丝定位活检

在乳腺 X 线二维图像上确定感兴趣的位置，在影像设备引导下，通过电子计算机自动计算出目标病灶在 x、y 和 z 坐标上的三维空间位置，在 X 线引导下将定位针穿刺于病灶处，放置带钩针的导丝来定位，由乳腺外科医生在术中沿导丝，完整地切除病灶后，送放射科拍片确认和送病理活检。定位导丝有单钩和双钩。

1. 设备和器械：数字乳腺 X 线机、配套的三维立体定位系统及乳腺定位导丝。

2. 体位：坐位、侧卧位、侧斜位、俯卧位。

3. 操作方法及步骤：①由上至下依次取下保护面罩、压迫板、2D 拍摄板。将压迫板支持装置用电动脚踏升至最高。注意机架高度适合操作者。②安装三维立体定位架，点亮三维定位按钮，按 P 到停车位。确认穿刺路径挡杆关闭，安装持针器。③再次核对乳腺 X 线片，选择进针的位置和路径。④患者坐于穿刺椅上或侧卧于穿刺床上。将兴趣区放置活检框中心压迫紧实。⑤拍摄 0° 图像，将倒"T"形标记重合（图 6-5-1），移动 X 线球管分别拍摄 +/-15° 图像。⑥在 +/-15° 两幅图像上移动目标靶点"十"字形标记使其位于穿刺定位病灶内，在 0° 图像上确认目标靶点位于同一病灶，计算机自动计算出目标靶点的 x、y、z 三维坐标值。⑦点击 Send 键，将三维坐标轴数值发送到三维定位系统。⑧按动定位前进方向键，使定位装置自动移动至穿刺定位点，打开穿刺定位路径通道，进行穿刺定位区域的常规消毒。将导丝垂直刺入病灶，拍摄 +/-15° 定位图像确认导丝与病灶重合（图 6-5-2），释放导丝，退出针鞘。用无菌纱布盘住外固定导丝体表端。⑨定位结束后取下三维定位装置，安装好二维拍摄设备，拍摄质检片（图 6-5-3）。⑩将手术切除的标本送至乳腺摄影室摄片，确保病灶及导丝已全部切除（图 6-5-4）。

（四）优质图像显示

病变区域位于摄影图像内，导丝远端完整，影像层次分明，病灶显示清晰。

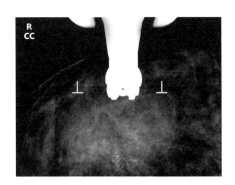

图 6-5-1 穿刺前定位

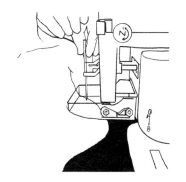

图 6-5-2 三维导丝定位

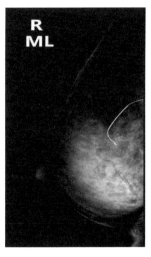

图 6-5-3　质检片

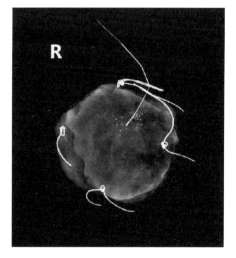

图 6-5-4　标本质检片

四、特殊注意事项

1. 为避免患者出现低血糖反应，可术前静脉输入葡萄糖注射液。

2. 在整个操作过程中确保患者不发生移动，否则会导致定位不准确。

3. 严格消毒，整个操作过程保持无菌状态。

4. 确保所取得的标本无误，图像上显示兴趣区已被完整切下。

5. 穿刺过程中发生的严重并发症主要包括感染、难以控制的出血、迷走神经反射等。

6. 腺体压迫厚度≤30mm 时，可进行水平穿刺定位。

7. 为避免导丝移位，建议患者定位后尽快手术。

8. 微小钙化灶的活检标本应立即摄片，并将标本送病理检测。

第六节　乳腺摄影新技术

一、数字乳腺 X 线断层融合摄影

（一）临床应用

数字乳腺 X 线断层融合摄影（Digital Breast Tomosynthesis，DBT）是乳腺 X 线成像技术的新进展之一。其原理：在探测器不动的情况下，X 线球管在一定范围内旋转，多次低剂量曝光采集容积数据，通过计算机重建生成层间距为 1.0mm 或 0.5mm 的乳腺断层图像。最新技术还可将断层图像合成 1.0cm 厚的厚片（Slab）和二维影像。适应证及禁忌证、检查前准备与常规乳腺摄影一致。

（二）摄影规范

1. 操作方法及步骤。

每侧乳腺均应先做常规乳腺摄影（图 6-6-1），再行 DBT。MLO 乳房下缘离探测器成像边缘留出约 2.0cm 距离，其余摆位方式同常规乳腺摄影。推荐拍摄顺序：一侧 CC（常规 X 线摄影＋DBT）➡对侧 CC（常规 X 线摄影＋DBT）➡一侧 MLO（常规 X 线摄影＋DBT）➡对侧 MLO（常规 X 线摄影＋DBT）。

2. 优质图像显示（图 6-6-2）。

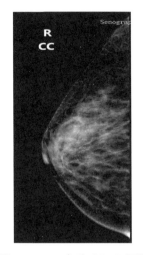

图 6-6-1　右乳 CC 2D 图像

不均匀致密型乳房，未见明显异常影像学征象。

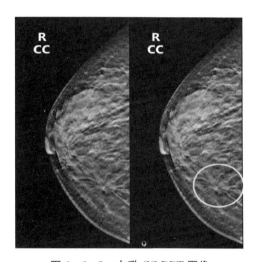

图 6-6-2　右乳 CC DBT 图像

内下象限肿块影，第 19 层面显示肿块形态不规则，边缘有长毛刺，病理结果：浸润型癌。

二、对比增强能谱乳腺 X 线摄影

（一）临床应用

对比增强能谱乳腺 X 线摄影（Contrast-Enhanced Spectral Mammography，CESM）是乳腺 X 线摄影成像技术的另一项新进展，该技术又称为双能减影技术，是指通过对患者的静脉高压注射碘对比剂后，对同一体位进行低能量（26～31kV，低于碘的 K 值 33.2keV）和高能量（45～49kV，高于 33.2keV）曝光，分别获得低能图和高能图，再通过融合和减影后处理技术，获得低能图像和碘特异性减影图像共 8 幅。

1. 适应证：①临床检查发现肿块者。②乳腺摄影发现可疑恶性钙化者。③乳腺摄影或 DBT 中发现结构异常。④初诊为恶性病灶，需了解有无多灶病变。⑤手术后、放疗或化疗患者的复查。

2. 禁忌证。

（1）绝对禁忌证：既往对碘对比剂有严重过敏反应者、甲状腺功能亢进未治愈者。

（2）相对禁忌证：①中度及以上的肾功能不全、肺动脉高压、哮喘、心力衰竭。

②妊娠期间使用对比剂，胎儿出生后应注意胎儿甲状腺功能。③骨髓瘤和副球蛋白血症患者使用碘对比剂后容易发生肾功能不全。④碘对比剂可引发高胱氨酸尿患者血栓形成和栓塞。

（二）特殊检查前准备

1. 除常规 X 线摄影前准备工作外，CESM 须检查前充分告知患者或其监护人对比剂使用的适应证、禁忌证、可能发生的不良反应和注意事项，并签署"碘对比剂使用患者知情同意书"（见附件二）。

2. 碘对比剂使用方案。碘对比剂浓度：300mg/mL。碘对比剂总量＝体重（kg）×1.5mL/kg。注射速度：2～3mL/s（全自动高压注射器，建议选择非患侧的上肢静脉）。

（三）摄影规范

1. 采用高压注射器经肘前静脉注入对比剂。

2. 注入对比剂 2 分钟后开始摄影，7 分钟内完成双乳 CC 和 MLO，屏气摄影。

3. 采用自动曝光模式，部分不能进行自动曝光的情况，选取手动曝光模式。

4. 推荐拍摄顺序：患侧 CC➡非患侧 CC➡患侧 MLO➡非患侧 MLO。一次压迫完成低能、高能两次曝光，获得低能图像和碘特异性减影图像（图 6－6－3、图 6－6－4）。

（四）优质图像显示

1. 低能图像质量标准同常规乳腺摄影。

2. 碘特异性减影图像要求无呼吸运动伪影、无对比剂伪影、无组织皱褶、无外影重叠。

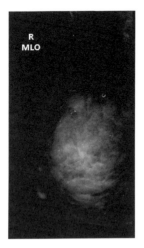

图 6－6－3 右乳 MLO CESM 低能图像

极致密型乳房，乳腺上分散在少许良性钙化灶。

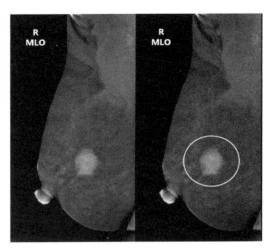

图 6－6－4 右乳 MLO CESM 减影图像

增强肿块影，肿块形态不规则，边缘有短毛刺形成。病理结果：浸润型导管癌。

（五）特殊注意事项

1. 压迫程度和时间：压迫程度适当，以患者耐受为标准，保证患者耐受的同时也避免引起乳腺血流过度受限影响强化程度。压迫完毕后应立即屏气曝光。

2. 可能影响减影图像的因素：月经周期、运动、乳房厚度、压迫程度、外影重叠、对比剂飞溅、图像采集时间。

3. 晕针、晕血的处理：卧床、休息、吸氧、观察，必要时拨打急救电话。

4. 对比剂不良反应处理方法参考本章第一节的相关内容。

5. 若患者同时要做乳腺导管造影和 CESM，一定优先做 CESM，再行乳腺导管造影。CESM 通过静脉注射对比剂，血液循环代谢；乳腺导管造影通过乳腺导管注射对比剂，腺体组织吸收代谢。若先做导管造影，后做 CESM，能谱图像上将出现有对比剂的导管影，干扰乳腺增强图像的判断（图 6-6-5）。

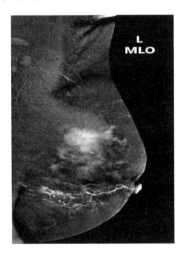

图 6-6-5　乳腺导管造影与病变增强同时显像的 CESM 减影图像

（六）常见问题及解决方案

1. 对比剂伪影。

CESM 减影图像上见有局部异常超高密度的影像，多为对比剂附着乳腺皮肤所产生的伪影。解决办法：可用消毒湿巾多次擦拭局部异常超高密度的对应区域，擦拭干净后重新拍摄。对比剂伪影的来源有两种：①检查设备（探测板和压迫板）上的对比剂可因高压注射管道与针帽连接处断开溅落。因此，高压注射器应尽量与检查设备保持一定距离，避免对比剂溅落在检查设备上，完成对比剂注射后应仔细擦拭检查设备后再进行摄影，避免图像上出现对比剂伪影。②在进行斜位投照时，患者需要将未压迫侧乳腺往外牵拉，此时建立静脉通道侧手臂上的对比剂可能会沾附在同侧的乳腺皮肤上，导致图像上出现对比剂影（图 6-6-6、图 6-6-7）。

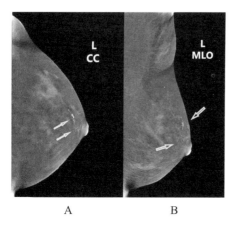
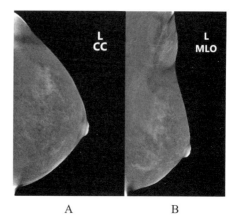

图 6-6-6　体表对比剂飞溅导致高密度伪影　　图 6-6-7　清除后，皮肤及腺体内的高密度影像消失

2. 呼吸运动伪影。

拍摄时应严格屏气。CESM 要求在注射对比剂后 2～7 分钟拍摄全程，拍摄完后应迅速浏览图像是否有伪影、是否满足诊断。若图像显示不佳（图 6-6-8），则需尽快重新拍摄（图 6-6-9），一般要求在注射对比剂后的 7 分钟内完成。

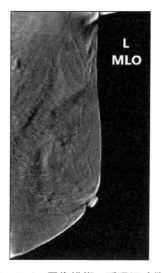
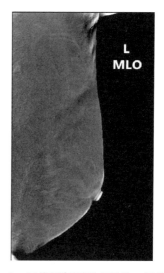

图 6-6-8　图像模糊，呼吸运动伪影　　　　图 6-6-9　严格屏气下曝光采集，图像质量好

第七节　乳腺摄影的规范化后处理

乳腺摄影的规范化后处理对患者的临床诊断有着不可或缺的作用。当患者就诊时，影像胶片可为医生提供较为直观的影像资料。不仅如此，若患者需要到其他医院就诊，规范化后处理的图像也可避免患者进行二次摄影，减少辐射剂量。乳腺摄影的规范化后处理包括对图像的放大/缩小显示，不同方位图像的摆放，胶片尺寸的选择，窗宽、窗

位的适当调节等。以下的后处理要求（表6−7−1）可供参考，还要根据所在医院的要求进行适当调节。

表6−7−1 常见乳腺摄影体位的打印要求

体位	尺寸	分格模式	图像位置	放大率	其他
双乳正斜位	一张胶片：14×17	竖放，2×2	双CC在上，双MLO在下，均为背靠背放置	分格后最大放大率，一致放大	适当调节窗宽、窗位，层次丰富，显示微小钙化清晰
双乳正侧斜位	第一张胶片：14×17	竖放，2×2	双CC在上，双MLO在下，均为背靠背放置	分格后最大放大率，一致放大	同上
	第二张胶片：10×12	横放，2×1	双侧位为背靠背放置	分格后最大放大率，一致放大	同上
单乳正侧斜位	一张胶片：14×17	竖放，2×2	正位＋侧位＋斜位，复制一张显示病灶最佳者放大，与前三张一起打印	前三张放大率一致	同上
单乳正斜位	一张胶片：10×12	横放，2×1	正位＋斜位，正斜位顺序放置	分格后最大放大率，一致放大	同上
乳腺导管造影	一张胶片：14×17	竖放，2×2	造影正位＋侧位＋斜位＋复制图（显示病灶最佳者放大，与前三张一起打印）	前三张百分之百放大打印	同上，且病灶显示最佳者放大打印
乳腺DBT	前两张胶片：14×17	竖放，3×4	DBT图像：上半张同侧为CC像在上两排，同侧MLO像在下两排	分格后最大放大率	同上，且病变层一定要打印
	第三张胶片：14×17	竖放，2×2	重建2D图像：同侧CC在上，MLO在下，均为背靠背放置	分格后最大放大率，一致放大	同上
乳腺CESM	两张胶片：14×17	竖放，2×2	低能图像同侧CC＋MLO在左，减影图像同侧CC＋MLO在右	分格后最大放大率，一致放大	同上
乳腺三维穿刺定位	一张胶片：14×17	竖放，2×2	定位病变图像一幅，钩针到位图像一幅，质检位图像两幅	分格后最大放大率，一致放大	同上

第七章 运动多功能平板摄影规范

第一节 注意事项

一、临床应用

1. 适应证：①脊柱疾病和畸形的分型；②脊柱侧凸角度的测量；③脊柱活动功能分析；④脊柱修复过程监测；⑤下肢力线的测量；⑥下肢疾病术前诊断及术后疗效评估。

2. 禁忌证：生命体征不稳患者及孕妇等慎做运动多功能平板摄影。

二、运动平板主要检查

运动平板主要检查包括脊柱全景摄影、下肢全景摄影、各部位体层摄影。

运动多功能平板全景摄影有两种曝光模式：狭缝式曝光拼接和倾斜角度分段曝光拼接。本书主要以狭缝式曝光拼接进行说明。

全景摄影是对摄影部位进行连续多段采集的一种摄影方式，通过相关软件后处理拼接技术获得脊柱或肢体的全景图像。数字化体层摄影是X线球管与平板探测器做平行于检查台面的同步反向移动，X线球管在移动的过程中多角度连续摄影，投影图像被快速采集，利用计算机的数字图像重建技术进行图像的重建，床面上一定范围内不同高度的体层图像均可被重建。体层图像常用的重建方法有位移叠加法（Shift－And－Add，SA）、滤波反投影算法（Filtered Back Projection，FBP）、迭代算法（Iterative Reconstruction，IR）。

三、检查前准备

1. 不同型号的设备均需要严格按照使用手册进行规范操作。为了检查安全和影像质量可靠，通常每周校准设备一次，每日检查设备是否可以正常升降及纵向和水平方向移动。对于无自动删除图像功能的设备，需定期查看主机及后处理工作站的硬盘容量，确认存储数据是否过多，及时删减图像文件，保证本地有足够的存储空间。设备出现故障时，立即通知工程师维修。

2. 核对患者信息，了解病情及检查要求和目的，去除受检部位的体外异物。

3. 向患者或陪同人员宣讲检查过程中的注意事项，协助患者上下检查床并达到安全位置。全下肢站立位检查时需用安全绑带予以固定。对于不能合作患者，需提前进行药物镇静，采用外固定，请家属全程陪同。对患者非受检部位及陪同家属做好辐射防护工作。

4. 在进行全景摄影时，全脊柱摄影尽量优选高质量（HQ）模式，全下肢摄影选择高速度（HS）模式。

5. 术后复查，可在检查前调阅术前的影像作为参考对比。

四、摄影参数

摄影参数见表7-1-1。

表7-1-1 摄影参数

部位	摄影体位	摄影距离（cm）	管电压（kV）	管电流量（mAs）
全脊柱	正位	120	75～85	3.2～4.0
	侧位	120	100～120	4.0～5.0
下肢全景	正位	120	75～80	2.4～3.0
	侧位	120	80～85	2.4～3.0

五、图像质量控制

1. 各部位体层摄影应按照摄影规范进行体位设计。全脊柱和全下肢检查常规采取站立负重位摄影。若患者不能站立，可采取仰卧平躺体位。

2. 全脊柱摄影范围包括颅顶至耻骨联合，全下肢摄影范围包括髂前上脊至足底。若临床医师有特殊要求，需按照医嘱进行摄影。

3. 设备默认的摄影条件以体型中等的成人为基准，对于婴幼儿、体型肥胖或者瘦弱的成年患者，应在曝光前对摄影条件进行适当增减，以达到最佳的成像质量。

4. 扫描结束后，需预览影像，观察影像有无伪影，关键性解剖结构是否清楚显示。

5. 工作站后处理技术：选择与全景摄影、体层摄影等相对应的序列，进行图像的后处理拼接。调节图像对比度，并对图像进行适当的裁剪，标记左右。

第二节　全脊柱摄影

一、全脊柱正位

1. 检查准备及体位：①将检查床板调至垂直于地面的立式位置，让患者站立于床板最底端的脚踏板中心。②人体呈标准解剖学姿势站立，背靠床板，听鼻线垂直于床面，双肩放松，双上肢自然下垂，掌心紧贴床板，双下肢分开与肩同宽，脚后跟紧贴床板（请患者尽量脱鞋后检查），尽量保持髂前上棘及双肩在同一水平（图7-2-1）。

2. 扫描方法：在透视下确定曝光的起止点，嘱咐患者平静呼吸后屏气摄影（避免呼吸产生运动伪影），摄影完成后嘱咐患者自由呼吸。

3. 优质图像显示：①完整显示全脊柱的正位影像，无异物，寰椎（C1）－骶骨完整显示于图像正中。②图像中椎体各解剖结构清晰显示，椎体边缘无双边影，肋骨无错层伪影。③摄影条件运用适当，无曝光过度或曝光不足的情况。④脊柱各椎体清晰显示，周围软组织能清楚显示。⑤无下肢疾病患者的左右髂前上棘应保持同一水平（图 7-2-2）。

4. 临床应用：可用于观察正位全脊柱是否存在侧弯畸形等异常。

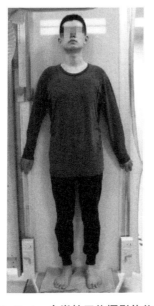

图 7-2-1　全脊柱正位摄影体位图

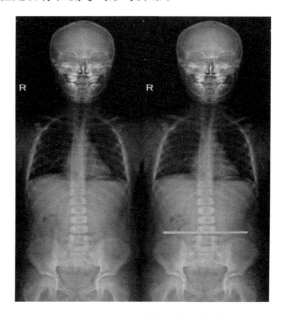

图 7-2-2　全脊柱正位影像图

二、全脊柱侧位

1. 检查准备及体位：①患者侧位站立，双脚置于脚踏板中心，稍分开以保证平稳站立。②头部轻微上扬平视前方，贴靠床板侧的上肢向前向上约 45°并握住扶手，另一上肢向前上方屈肘手握住扶手站立（图 7-2-3）。

2. 扫描方法：扫描定位及过程与站立位的全脊柱正位摄影相同，请参考全脊柱正位摄影规范的相关内容。

3. 优质图像显示：①完整显示全脊柱的侧位影像，无异物，寰椎（C1）－骶骨完整显示于图像中。②脊柱各椎体清晰显示，周围软组织能清楚显示（图 7-2-4）。

4. 临床应用：可用于观察侧位全脊柱各椎体有无形态和位置的异常。

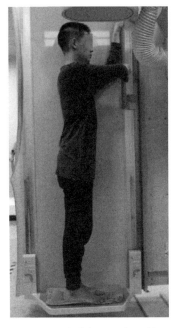

图 7-2-3　全脊柱侧位摄影体位图

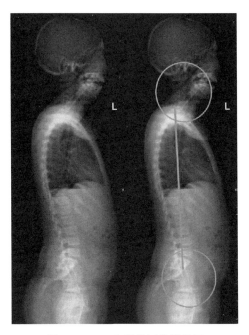

图 7-2-4　全脊柱侧位影像图

三、全脊柱左右侧偏位

1. 检查准备及体位：患者呈标准解剖学姿势直立于脚踏板上，背靠摄影床，左手或右手自然下垂扶住检查床边缘，另一手臂（右或左上臂上举），使脊柱向左或向右极度弯曲，然后在极度弯曲后调整患者站立的位置。一定要保证整个脊柱在摄影床面以内，并保持两侧髂前上棘处于同一水平高度（图 7-2-5）。

2. 条件选择、扫描方法：同站立位全脊柱正位摄影。

3. 优质图像显示：①寰椎（C1）—骶尾骨完整显示在图像中，并无异物影像。②图像中各椎体清晰显示，周围软组织较好显示（图 7-2-6、图 7-2-7）。

4. 临床应用：用于观察弯曲部位的柔韧性及计算需矫正位置的最大矫正度。

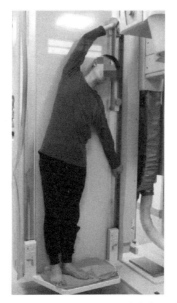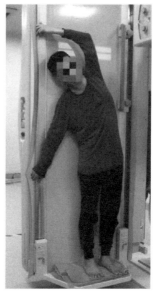

图7-2-5　全脊柱左右侧偏位摄影体位图

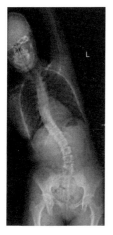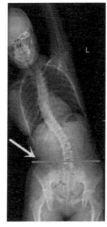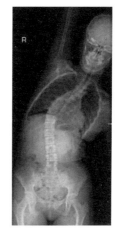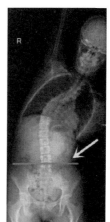

图7-2-6　右侧偏位影像图　　　　　　图7-2-7　左侧偏位影像图

四、全脊柱前后屈位

1. 检查准备及体位：患者左侧或右侧卧于摄影床面上，头颈部位用泡沫垫将其垫高使其标准正中矢状面与摄影床平行，双上肢向前屈曲握住扶手，双下肢稍弯曲保持平衡。然后让患者极度向前或向后弯曲，弯曲过程中调整患者身体部位，一定保证脊柱在摄影床面内（图7-2-8）。

2. 条件选择、扫描方法：同侧卧位全脊柱侧位摄影。

3. 优质图像显示：①寰椎（C1）—骶尾骨完整显示在图像中，并无异物影像。②各椎体清晰显示，周围软组织较好显示（图7-2-9、图7-2-10）。

4. 临床应用：用于对有侧弯畸形患者的脊柱活动度进行评估。

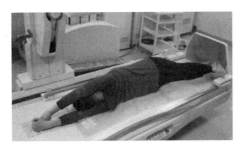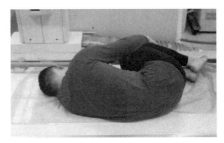

图 7-2-8 全脊柱前后屈位摄影体位图

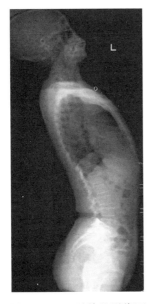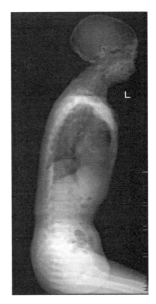

图 7-2-9 过伸位影像图　　　　　　图 7-2-10 过屈位影像图

五、全脊柱摄影常见问题及解决方案

1. 影像曝光过度或曝光不足（图 7-2-11、图 7-2-12、图 7-2-13）。为避免此情况发生，可根据患者实际体型，在曝光前对摄影条件进行适当调整。

2. 身体过于前倾或后仰，导致侧位的脊柱力线不正（图 7-2-14、图 7-2-15）。在标准的侧位影像中，C_7 与 T_{10} 应保持在同一水平线。

3. 患者脊柱左右侧偏摄影体位设计不正确（图 7-2-16、图 7-2-17）。需要将患者两侧髂前上棘置于同一水平高度，摆体位时患者的骨盆不能跟着上半身同时移动。

4. 图像中出现肋骨双边影或错层伪影（图 7-2-18）。扫描开始时，请患者闭气，告知患者全程保持静止状态。

5. 术后患者脊柱左右钢钉未重合（图 7-2-19）。透视下让患者或家属辅助进行体位的移动修正直到钢钉左右重合后摄影。

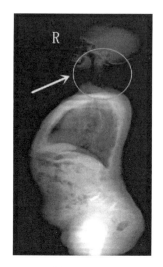

图 7-2-11

颈部显示不佳

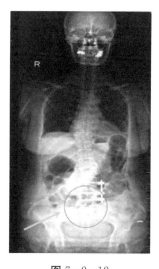

图 7-2-12

腰骶段显示不佳（正位）

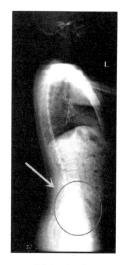

图 7-2-13

腰骶段显示不佳（侧位）

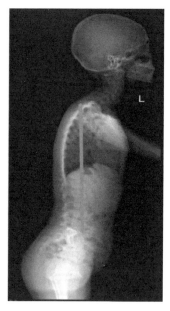

图 7-2-14 身体过度前倾

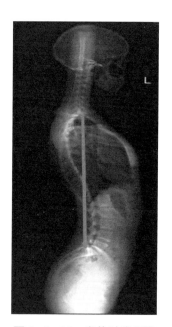

图 7-2-15 身体过度后仰

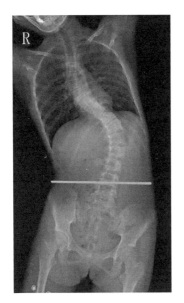

图 7-2-16　骨盆向左倾斜

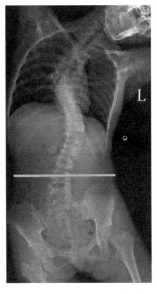

图 7-2-17　骨盆向右倾斜

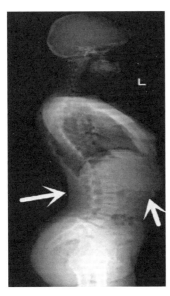

图 7-2-18　患者肋骨双边影或错层伪影

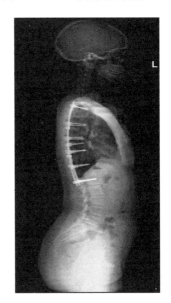

图 7-2-19　患者脊柱左右钢钉重合

第三节　双下肢全长摄影

一、摄影规范

1. 检查准备及体位：患者仰卧于摄影床上，双上肢自然下垂，手握检查床两侧扶手，用安全绑带穿过固定扶手将患者固定在摄影床上。患者双下肢站立伸直与肩同宽，足尖向前内旋 10°~15°，足跟分开向后紧贴摄影床面，足底紧贴台面（图 7-3-1）。

2. 扫描方法：在透视下确定曝光的起止点，嘱咐患者摄影过程中保持肢体静止。

3. 优质图像显示：①包含完整骨盆，下肢到足底的正位影像显示于图像中，无异物影像。②骨盆，双下肢股骨，胫、腓骨及踝关节的外形轮廓和周围软组织清楚显示，双下肢全长清晰呈现。③下肢力线主要是从股骨头中心到踝关节中心的连线。标准的力线可以穿过膝关节正中（图 7-3-2、图 7-3-3）。

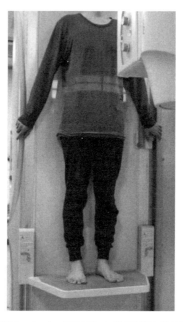

图 7-3-1　双下肢全长摄影体位图

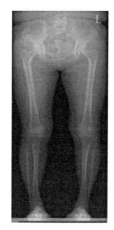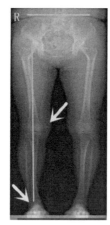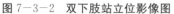

图 7-3-2　双下肢站立位影像图

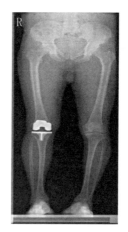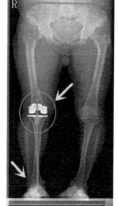

图 7-3-3　双下肢膝关节假体术后站立位影像图

二、常见问题及解决方案

1. 图中出现股骨或胫骨的骨折假象（图 7-3-4）。此现象多出现在患者检查过程中，身体移动导致运动错层伪影。避免措施：检查前嘱患者在摄影开始后需保持下肢固定平稳，避免移动。若患者配合欠佳，在条件允许的情况下，可采取辅助绑带固定下肢的方式进行检查。

2. 图像曝光过度或曝光不足，由摄影参数选择错误所致。避免措施：根据患者实际体型，曝光前对摄影条件进行适当调整。

3. 下肢力线不正（图7-3-5、图7-3-6、图7-3-7），由体位设计不正确导致。避免措施：下肢体位摆放须两侧髂前上棘在同一高度，髌骨置于膝关节正中，双侧踝关节内旋10°～15°。

4. 骨肿瘤患者术前MARKER定位，侧位摄影未将MARKER摆放于正确位置，与病变部位重叠影响观察（图7-3-8）。避免措施：将标记物置于病变部位正前方摄影（图7-3-9）。

5. 对于一侧下肢或双侧下肢有金属植入物或外支架固定的患者，为了尽量避免因体内或体外的金属异物遮挡病变部位，可进行下肢正侧位摄影（图7-3-10至图7-3-13）。

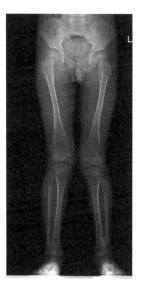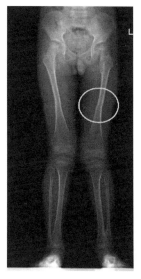

图7-3-4　左右股骨错层影像

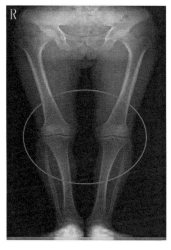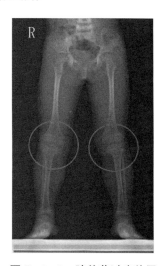

图7-3-5　膝关节过度内收　　　图7-3-6　膝关节过度外展

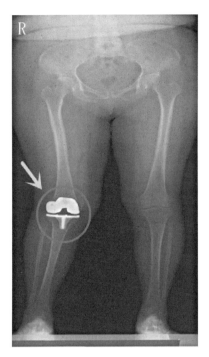

图 7-3-7 膝关节假体不正

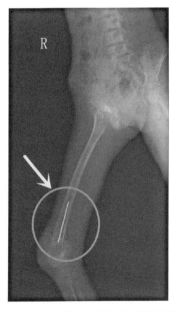

图 7-3-8 骨肿瘤标记物错误位置

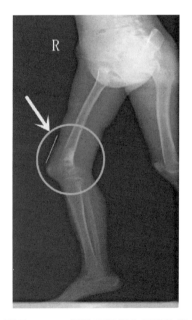

图 7-3-9 骨肿瘤标记物正确位置

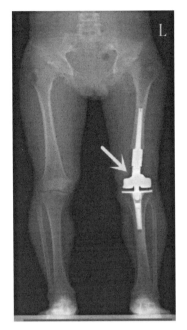

图 7-3-10　骨肿瘤假体置换正位

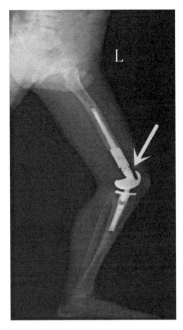

图 7-3-11　骨肿瘤假体置换侧位

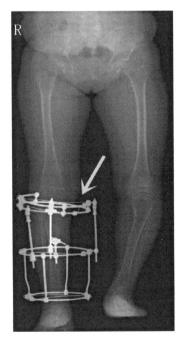

图 7-3-12　外固定金属植入物正位

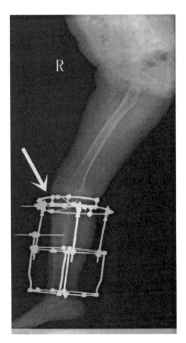

图 7-3-13　外固定金属植入物侧位

第四节   数字化体层摄影

一、茎突

（一）摄影规范

1. 体位：①正位摄影，患者采用仰卧位，头颅正中矢状线垂直于床面，下颌内收，垫高头部，使听眦线垂直于床面，体表定点于鼻尖下缘。②侧位摄影，患者需侧卧位于检查床面，可采用泡沫垫，将患者头部垫高使其头颅冠状面垂直于检查床台面，下颌上扬。体表定点于外耳孔中心。

2. 条件选择：①SID，1100mm。②选择采集模式 TOMOS HEAD 中的 Head F。摄影参数：正位 70~90kV，1.25mAs；侧位 60~90kV，1.25mAs。

3. 扫描方法：①选择 12 英寸视野，在透视下确定扫描范围并显示在屏幕的正中位置。②纵向范围包括眼眶下缘至下颌骨，水平范围要求左右颅面部全部包括完整。③嘱患者在曝光过程中保持身体制动，进行图像采集。

4. 优质图像显示：①正位图像，在一幅图像中完整显示双侧或一侧有一定长度的茎突影像，无异物干扰，无其他周围解剖结构的重叠遮挡。②侧位图像，在不同高度的层面图像中能分别将茎突完整显示，无其他周围解剖结构的重叠遮挡。左右区分清楚（图 7-4-1）。

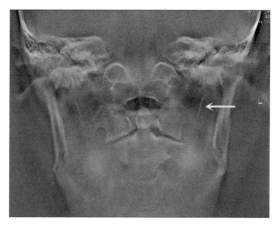

图 7-4-1   茎突体层图像

5. 临床应用：①可直观了解茎突的形态结构，可准确测量茎突的长度。②茎突综合征的判定。

（二）常见问题及解决方案

1. 体位不正，正位茎突全长未能在同一幅图像中完整显示。可采取以下措施：体位按要求标准摆放，正位要尽量保证双侧茎突在同一水平面上。摄影时避免张口位。

2. 解剖结构重建不全。避免措施：①曝光采集前需确认重建图像的中心层面高度（Height）、重建范围（Range）及重建间距（Pitch）的参数设置与患者的体表定位测量值尽可能接近。正位中心层面高度 80~100mm，重建范围 120mm，层间隔 2mm。侧位中心层面的高度 120~150mm，重建范围 220~250mm，层间隔 2mm。②侧位重建完成之后要区分左右，图像中显示的层面高度数值低者为靠近床板一侧的茎突，反之为另一侧的茎突。

3. 重建图像中出现错层伪影。为避免这种情况，可嘱患者在曝光检查过程中保持身体平稳。

二、颈椎

（一）摄影规范

1. 体位：①正位，患者站立，背部紧贴检查床面，双脚并拢，双上肢自然下垂，头部上扬使下颌骨与枕骨下缘重叠，投照中心线对病变椎体。如需观察寰枢关节的脱位与骨折，正位中心线定于两口角连线中心。②侧位。患者侧立于检查台面，双脚并拢，双上肢自然下垂，头部微微上扬平视前方，投照中心线定位同正位。

2. 条件选择：① SID，1100mm。②选择采集模式 TOMOS C－SPINE 中的 C Spine F。摄影参数：正位 70~80kV，1.25mAs；侧位 70~90kV，1.25mAs。

3. 扫描方法：①通常选择 12 或 15 英寸的视野，照射范围包括 C_1~C_7，在透视下确定扫描范围并显示在屏幕的正中位置。②嘱患者在曝光过程中保持身体制动及不能进行吞咽。

4. 优质图像显示：①颈椎及上位胸椎等解剖结构包括完整。②显示图像范围内无异物（图 7－4－2）。

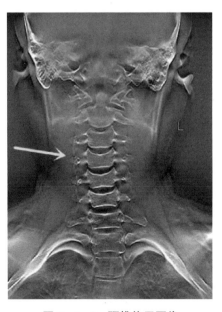

图 7－4－2 颈椎体层图像

5. 临床应用：观察颈椎解剖结构，如椎体、附件骨质有无异常，相邻椎体上、下关节及寰枢关节病变。

（二）常见问题及解决方案

1. 解剖结构重建不全，是指重建的图像未能完整包括椎体及附件结构。可在曝光采集前确认重建图像参数与患者的体表定位测量值尽可能接近。正位中心层面高度 80～100mm，重建范围 120～140mm，层间隔 2mm。侧位中心层面高度 110～140mm，重建范围 120～140mm，层间隔 2mm。

2. 金属植入物伪影。对于有金属植入物的术后患者，图像重建需选择 IR 的重建方式，其他重建参数与上述相同，迭代次数选择 4。

三、肩关节

（一）摄影规范

1. 体位：患者仰卧于检查床面上，受检侧上臂的正中矢状面垂直于床面，掌心向上为 AP 位。投照中心线定于肩峰与肩胛骨下角的连线中心。

2. 条件选择：①选择 SID，1100mm。②选择采集模式 TOMOS SHOULDER。摄影参数：正位 70～80kV，1.25mAs。

3. 扫描方法：①通常选择 12 英寸的视野，照射范围应包括锁骨、肩胛骨、关节盂及肱骨近端。②嘱患者在曝光过程中保持身体制动，进行图像采集。

4. 优质图像显示：①肩关节整体解剖结构显示清楚，肩关节各解剖结构完整包括。②显示图像范围内无异物（图 7-4-3）。

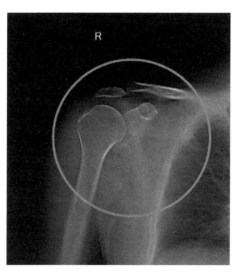

图 7-4-3　肩关节体层图像

5. 临床应用：观察锁骨、肩胛骨、关节盂、肱骨近端的骨质有无异常，肩关节对位有无异常。

（二）常见问题及解决方案

1. 解剖结构重建不全，是指未能完整包括肩关节范围内的前后结构。为避免这种情况可采取以下措施：曝光采集前确认重建图像参数与患者的体表定位测量值尽可能接近。正位中心层面高度 80~100mm，重建范围 60~80mm，层间隔 2mm。

2. 金属植入物伪影。对于有金属植入物的术后患者，图像重建需选择 IR 的重建方式，其他重建参数与上述相同，迭代次数选择 4。

四、肘关节、腕关节

（一）摄影规范

1. 体位：①肘关节正位，患者掌心向上呈 AP 位，肘部伸直紧贴床面，投照中心线定于尺骨鹰嘴。②肘关节侧位，肘关节屈曲 90°，掌心对向患者，肩部放低或用垫子将肘部垫高，使肘部平行于检查床面，投照中心线定于肱骨小头。③腕关节正位，患者仰卧于检查床面或坐于检查床旁，手呈半握拳状态，腕部掌面紧贴床面，投照中心线定于尺桡骨茎突连线中心。④腕关节侧位，手和前臂侧位放置，尺侧紧贴床面，手长轴垂直于床中线，投照中心线定于第 1 掌骨基底部。

2. 条件选择：①SID，1100mm。②选择采集模式 TOMOS ELBOW 或 TOMOS WRIST。摄影参数：正位，45~55kV，1.25mAs；侧位 50~55kV，1.25mAs。

3. 扫描方法：①肘关节通常选择 12 英寸，包括肱骨远端、尺骨鹰嘴及桡骨近端。②腕关节选择 9 或 12 英寸，包括全部掌骨、腕骨及尺桡骨远端。③嘱患者在曝光过程中保持身体制动，进行图像采集。

4. 优质图像显示：①全肘关节或全腕关节各部位结构均包括且能显示清晰。②图像显示范围内无异物（图 7-4-4 至图 7-4-7）。

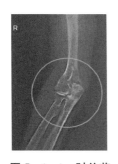 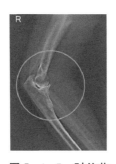 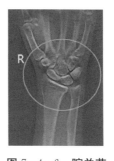 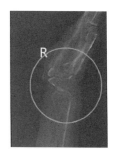

图 7-4-4 肘关节正位体层图像　图 7-4-5 肘关节侧位体层图像　图 7-4-6 腕关节正位体层图像　图 7-4-7 腕关节侧位体层图像

5. 临床应用：观察肘关节或腕关节各个骨性关节面及骨骼的骨质是否有异常病变，可以去除相邻骨关节间的结构重叠，清晰显示各个骨骼的异常病变，特别是对骨关节的细小骨折的显示。

（二）常见问题及解决方案

1. 解剖结构重建不全，是指未能包括完整的肘关节或腕关节所有的骨性结构。为避免这种情况可采取以下措施：曝光采集前确认重建图像参数与患者的体表定位测量值尽可能接近。正位中心层面高度 40~60mm，重建范围 60~80mm，层间隔 1mm。

2. 金属植入物伪影。对于金属植入物的术后患者，需选择 IR 的重建方式，其他重建参数与上述相同，迭代次数选择 4。

五、胸部

（一）摄影规范

1. 体位：患者仰卧于检查床面上，双上肢自然下垂，肩背部紧贴摄影床。投照中心线定于第 6/7 胸椎。

2. 条件选择：①SID，1100mm。②选择采集模式 TOMOS CHEST。摄影参数：正位，100kV，0.5mAs。

3. 扫描方法：①通常选择 17 英寸视野，照射范围应包括整个肺野及胸廓。②嘱患者在曝光过程中身体制动并且屏气，进行图像采集。

4. 优质图像显示：①可见支气管各级分支、肺野内纹理走行清晰，胸部内相应的骨结构显示清晰。②图像显示范围内无异物，无呼吸伪影（图 7-4-8）。

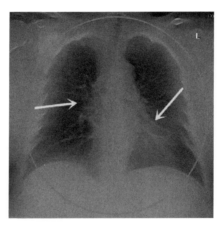

图 7-4-8　胸部体层图像

5. 临床应用：观察肺内和胸部骨骼的骨质病变。可以将胸部平片上存在的结构重叠盲区分离出来（包括纵隔旁、膈肌、心脏后方、肺尖锁骨区等），还可以清晰显示支气管分支结构的走行，使病变定位的诊断更准确。

（二）常见问题及解决方案

1. 解剖结构重建不全，是指未能完整包括所需观察的胸部结构。为避免这种情况可采取以下措施：曝光采集前确认重建图像参数与患者的体表定位测量值尽可能接近。

全胸正位中心层面高度 100～120mm，重建范围 200mm，层间隔 5mm。

2. 胸骨的体层摄影方式基本同胸部，患者能配合的情况下，正位可选用俯卧位，俯卧正位中心层面高度 20～40mm，重建范围 40～60mm，层间隔 1.5～2mm；如采取仰卧位，则正位中心层面高度 180～220mm，重建范围 40～60mm，层间隔 1.5～2mm。

3. 胸骨侧位摄影。患者站立或侧卧于检查床上，双上肢上举。摄影参数：侧位，100～110kV，0.5～1.0mAs。摄影过程中嘱患者深吸气后屏气。侧位中心层面高度 120～140mm，重建范围 40～60mm，层间隔 1.5～2mm。

4. 错层伪影。为避免这种情况可采取以下措施：嘱患者曝光过程中保持深吸气后屏气状态且身体平稳制动。

六、胸椎

（一）摄影规范

1. 体位：①胸椎正位，患者仰卧于检查床面上，双上肢自然下垂，肩背部紧贴检查床面。人体矢状面垂直于床面，投照中心线定于两肩胛骨下角连线中心。②胸椎侧位，患者侧卧于检查床中心，冠状面垂直于检查床面，投照中心线定于肩胛骨下角水平。

2. 条件选择：①SID，1100mm。②选择采集模式 TOMOS SPINE 中的 T Spine F。摄影参数：正位，90～120kV，1.5～2.0mAs；侧位，100～120kV，1.5～2.0mAs。

3. 扫描方法：①通常选择 15 或 17 英寸视野，照射范围包括颈胸交界至胸腰交界。②嘱患者在曝光过程中保持身体制动，进行图像采集。

4. 优质图像显示：①图像显示范围包括第 7 颈椎、第 1～12 胸椎及第 1 腰椎，各椎体及附件结构或骨质异常改变显示清楚完整。②图像显示范围内无异物（图 7-4-9）。

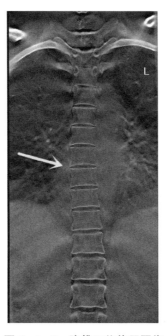

图 7-4-9　胸椎正位体层图像

5. 临床应用：观察胸椎各椎体及周围附件的骨质改变。可将胸椎平片上存在的结构重叠盲区分离开来（包括颈胸交界、肋骨重叠等），清晰显示胸椎椎体的各细小病变，如细微骨折、骨质破坏。

（二）常见问题及解决方案

解剖结构重建不全。为避免这种情况可采取以下措施：曝光采集前确认重建图像参数与患者的体表定位测量值尽可能接近。胸椎正位中心层面高度 80～100mm，重建范围 70～90mm，层间隔 2～3mm；侧位中心层面高度 100～130mm，重建范围 60～90mm，层间隔 2～3mm。

七、腰椎

（一）摄影规范

1. 体位：①腰椎正位，患者仰卧于检查床面上，双上肢自然下垂，肩背部紧贴检查床面，人体矢状面垂直于床面，投照中心线定于身体正中线处脐上 3cm。②腰椎侧位，患者侧卧于检查床板中心，冠状面垂直于床面，投照中心线定于腋中线处脐上 3cm。注：适当在腰部垫上软垫使腰椎序列平行于台面。

2. 条件选择：①SID，1100mm。②选择采集模式 TOMOS SPINE 中的 T Spine F。摄影参数：正位，90～120kV，1.5～2.0mAs；侧位，100～120kV，3.5～4.0mAs。

3. 扫描方法：①通常选择 15 或 17 英寸视野，照射范围包括胸腰交界至腰骶交界。②嘱患者在曝光过程中保持身体制动，进行图像采集。

4. 优质图像显示：①腰椎各椎体及周围附件的骨质显示清楚完整。②显示图像范围内无异物（图 7-4-10）。

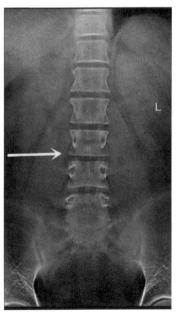

图 7-4-10　腰椎正位体层图像

5. 临床应用：观察腰椎各椎体及周围附件的骨质改变。可将腰椎平片上存在的结构重叠盲区分离开来（包括腹部器官和肠道内容物及气体对腰椎横突和椎板等附件结构的遮挡等），清晰显示腰椎骨质细小病变，如细微骨折、骨质破坏。

（二）常见问题及解决方案

1. 解剖结构重建不全。为避免这种情况可采取以下措施：曝光采集前确认重建图像参数与患者的体表定位测量值尽可能接近。腰椎正位中心层面高度 80～100mm，重建范围 70～90mm，层间隔 3mm；侧位中心层面高度 100～130mm，重建范围 60～90mm，层间隔 3mm。

2. 金属植入物伪影。为避免这种情况可采取以下措施：对于金属植入物的术后患者，需选择 IR 的重建方式，其中物体厚度选择 150～180mm，其他重建参数与上述相同，迭代次数选择 4。

八、骶髂关节

（一）摄影规范

1. 体位：①正位，患者仰卧于检查床面上，双上肢自然下垂放于身体两侧，背部紧贴检查床面。臀部垫高 20°～30°。投照中心线定于两侧髂前上棘连线的中点。②前后斜位，患者仰卧于检查床面上，受检侧的腰部及臀部抬高，使人体冠状面与台面成20°～25°角。投照中心线对准受检侧髂前上脊内侧 2.5cm 处。

2. 条件选择：①SID，1100mm。②选择采集模式 TOMOS PELVIS。摄影参数：正位，90～100kV，2.0～2.5mAs。

3. 扫描方法：①通常选择 15 或 17 英寸视野，照射范围包括部分髋骨、骶髂关节、第 5 腰椎及骶尾椎。②嘱患者在曝光过程中保持身体制动，进行图像采集。

4. 优质图像显示：①双侧骶髂关节面、关节间隙可在不同层面的图像中清晰显示。②显示图像范围内无异物（图 7-4-11）。

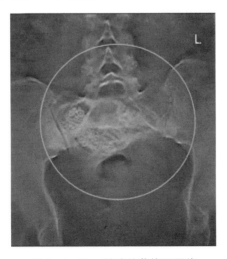

图 7-4-11 骶髂关节体层图像

5. 临床应用：可避免肠道内容物或气体的重叠遮挡影响，使骶髂关节的骨性关节间隙和关节面骨质改变更清晰显示，评价更直观，对早期强直性脊柱炎的影像学诊断有很大的帮助。对于金属植入物术后患者，可将金属植入物与骨质和软组织的关系显示清晰，给临床提供更直观的术后影像学依据。

（二）常见问题及解决方案

1. 解剖结构重建不全。为避免这种情况可采取以下措施：曝光采集前确认重建图像参数与患者的体表定位测量值尽可能接近。正位中心层面高度 60～80mm，重建范围 70～90mm，层间隔 2mm。

2. 金属植入物伪影。为避免这种情况可采取以下措施：对于骶髂关节金属植入物的术后患者，需选择 IR 的重建方式，其中物体厚度选择 150～180mm，其他重建参数与上述相同，迭代次数选择 4。

九、髋关节

（一）摄影规范

1. 体位：患者仰卧于检查床面上，双上肢自然下垂放于身体两侧，双下肢伸直并内旋使脚尖靠拢，股骨长轴与床板中线平行。投照中心线定于该侧腹股沟的中点（单侧摄影）。

2. 条件选择：①SID，1100mm。②选择采集模式 TOMOS PELVIS。摄影参数：正位，90～100kV，2.0～2.5mAs。

3. 扫描方法：①通常选择 15 英寸视野，照射范围包括部分髂骨、髋臼、部分耻骨和坐骨、股骨近端 1/3。②嘱患者在曝光过程中保持身体制动，进行图像采集。

4. 优质图像显示：①髋关节组成的各骨结构、关节面、关节间隙、金属植入物等细节显示清楚。②显示图像范围内无异物（图 7－4－12、图 7－4－13）。

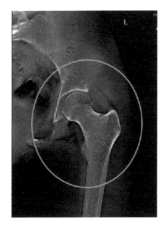

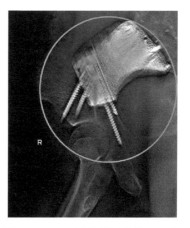

图 7－4－12　髋关节正位体层图像　　　　图 7－4－13　髋关节侧位体层图像

5. 临床应用：①克服了 X 平片前后骨结构重叠的弊端，对髋关节相关骨的骨质破坏及硬化显示清晰，对髋臼窝结构的显示更加明确，可区分出病变在髋臼的具体位置。②对于金属植入物术后复查患者，可将金属植入物与骨质和软组织的关系显示清晰，给临床提供更直观的术后影像学依据。

（二）常见问题及解决方案

1. 解剖结构重建不全。为避免这种情况可采取以下措施：曝光采集前确认重建图像参数与患者的体表定位测量值尽可能接近。正位中心层面高度 80~100mm，重建范围 70~90mm，层间隔 2mm。

2. 金属植入物伪影。为避免这种情况可采取以下措施：对于髋关节置换术或股骨颈骨折术后患者，需选择 IR 的重建方式，其中物体厚度选择 140~160mm，其他重建参数与上述相同，迭代次数选择 4。

十、膝关节

（一）摄影规范

1. 体位：①正位，患者仰卧于检查床面上，双上肢自然下垂放于身体两侧，受检侧下肢伸直内旋 10°~15°，足尖朝上。下肢长轴重合于床板中线。投照中心线定于髌骨下缘的中点。②侧位，患者侧卧于检查床面上，受检侧下肢外侧贴靠检查床面，膝部屈曲 135°，对侧下肢弯曲并置于受检侧下肢的前方。投照中心线定于髌骨下缘。

2. 条件选择：①SID，1100mm。②选择采集模式 TOMOS KNEE。摄影参数：正、侧位，60~70kV，1.0~1.5mAs。

3. 扫描方法：①通常选择 12 英寸视野，照射范围包括股骨远端、髌骨及胫、腓骨近端。②在曝光前嘱患者保持身体制动，然后进行图像采集。

4. 优质图像显示：①清晰显示膝关节各骨的骨质及胫骨平台关节面结构。②显示图像范围内无异物（图 7-4-14）。

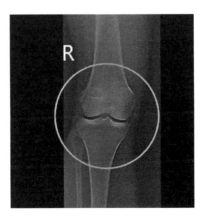

图 7-4-14 膝关节正位体层图像

5. 临床应用：①观察膝关节各骨的骨质、关节间隙和骨性关节面的异常改变。②对于植入金属物术后复查患者，可将金属植入物与骨质和软组织的关系显示清晰，给临床提供更直观的术后影像学依据。

（二）常见问题及解决方案

1. 解剖结构重建不全。为避免这种情况可采取以下措施：曝光采集前确认重建图像参数与患者的体表定位测量值尽可能接近。正位中心层面高度 60～70mm，重建范围 70～90mm，层间隔 2mm；侧位中心层面高度 70～80mm，重建范围 70～90mm，层间隔 2mm。

2. 金属植入物伪影。为避免这种情况可采取以下措施：对于膝关节置换术或膝关节骨折术后患者，需选择 IR 的重建方式，其中物体厚度选择 120～160mm，其他重建参数与上述相同，迭代次数选择 4。

3. 膝关节功能的动态摄影。检查前需让患者的膝关节呈侧位体式姿势（根据患者的患侧决定是左侧位还是右侧位），嘱患者受检侧大腿固定不动，受检测小腿屈曲向大腿后缘靠拢，直到不能屈曲为止。检查开始后嘱患者做匀速伸直受检测小腿的运动，大腿需固定不动，直到小腿运动到其能伸直的最远位置为止。注意事项：检查过程中保持下肢小腿匀速运动，不能过快或过慢，膝关节要放置于摄影中心。动态图像采集完成后只需上传 PACS，不需胶片打印图像。

十一、踝关节

（一）摄影规范

1. 体位：①正位，患者仰卧于检查床面上，双上肢自然下垂放于身体两侧，受检侧下肢伸直，足尖向上并内旋 10°～15°，踝部背伸，使足与小腿成 90°，小腿长轴重合于床板中线。投照中心线定于内、外踝连线中点上 1cm。②侧位，患者受检侧下肢伸直，外侧紧贴床面，足跟放平，使踝关节处于侧位。投照中心线定于内踝上方 1cm。

2. 条件选择：①SID，1100mm。②选择采集模式 TOMOS ANKLE。摄影参数：正、侧位，50～65kV，1.0～1.5mAs。

3. 扫描方法：①通常选择 12 英寸视野，照射范围包括胫、腓骨远端和距骨近端。②嘱患者在曝光过程中保持身体制动，进行图像采集。

4. 优质图像显示：①踝关节各组成骨的骨质、骨性关节面和关节间隙等显示清楚。②显示图像范围内无异物（图 7－4－15）。

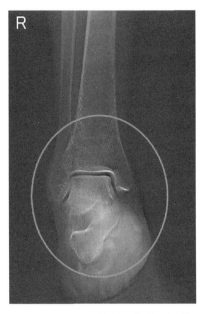

图 7-4-15　踝关节正位体层图像

5. 临床应用：①观察踝关节各骨的骨质、关节间隙和骨性关节面的异常改变。②对于植入金属物术后复查患者，可将金属植入物与骨质和软组织的关系显示清晰，给临床提供更直观的术后影像学依据。

（二）常见问题及解决方案

1. 解剖结构重建不全。为避免这种情况可采取以下措施：曝光采集前确认重建图像参数与患者的体表定位测量值尽可能接近。正位中心层面高度 60~70mm，重建范围60~80mm，层间隔 2mm。

2. 金属植入物伪影。为避免这种情况可采取以下措施：对于踝关节植入金属物的术后患者，需选择 IR 的重建方式，其中物体厚度选择 100~140mm，其他重建参数与上述相同，迭代次数选择 4。

第八章 移动数字化 X 线摄影规范

第一节 注意事项

一、科外影像检查的临床应用及响应机制

科外影像检查是指在放射科之外进行的影像学检查，包括床旁（床边）、车载以及野外帐篷内进行的影像学检查，常用于重症监护患者及部分危重住院患者，其因病情或其他原因不能离开病房或就诊场所至放射专属检查区进行影像检查。科外影像检查是放射科技师将移动影像检查设备推入病房或指定区域进行就地检查的一种全新临床服务模式。

1. 科外影像检查执行流程。根据医疗单元对患者病情的评估或需求，申请科外移动摄影医嘱，当班技师进行汇总和记录后，遵循医嘱执行科外检查。若在检查过程中，临床医师临时增加患者检查项目，可先行检查，之后及时补充医嘱。

2. 影像处理。检查项目完成后，及时传输图像，便于临床医师根据图像结果进行诊疗。若患者因体位欠佳等因素导致图像质量不佳，需在检查完成项目上备注相关信息及说明情况。

3. 特殊处置。①超出科外检查服务区域，应向上级汇报。②临床利用移动设备进行长时间检查或在临床科室滞留时，应将相关情况告知技师长，如查找体内异物、穿刺效果观察、窦道穿刺或增强检查等。

4. 响应机制。按照各科室的科外摄影检查时间紧急性，一般遵循手术室优先于重症监护室，重症监护室优先于常规科室的原则。以病重者优先，及时进行检查，不得无故推诿。当出现两个及以上科室的医生同时要求进行科外影像检查时，按照患者病情优先级进行排序。如不能及时前往检查，应耐心与临床医师沟通解释，按照危重程度安排检查顺序，尽快完成所有科室的所需检查。认真履行影像技师职责，并做好交接班记录。

二、检查注意事项及处理方法

1. 上岗培训。从事科外影像检查的技师应进行设备安全、患者及工作人员安全、医院感染防控、检查响应的时效性和沟通技巧等方面的培训，考核合格后才能进行科外影像检查。

2. 设备安全。检查设备电源是否充足，能否正常开机、正常推行。若出现故障应及时与上级技师联系并询问解决办法，若不能解决可联系设备工程师。在移动设备的推行过程中，需要注意设备应缓慢推动前行，注意设备周边物体，勿要发生碰撞。若普通病房或 ICU 狭窄，需要注意留够设备的放置空间，防止机器与周围物体发生碰撞，造成设备损坏。

3. 人员安全。在普通病房患者检查前，应带上必要的防护用品。告知同病房的非受检患者、家属及医护工作者离开病房至安全范围。检查前需要给患者在非检查部位予以适当防护，对于无法离开的患者和陪护人员，在有条件的情况下给予铅屏防护，若无法进行防护，可联系临床值班医生，说明该项检查的必要性，耐心做好解释工作，不要与患者或临床医护人员因为辐射问题或其他原因发生矛盾。若重症病房患者全身的检查仪器、线管或插管过多，需要在护士或医生的指导下，在不影响患者正常生命体征的情况下，安全有效地将线管、插管移出受检部位，以避免影响图像质量。设备使用过程中，避免与患者身体发生碰撞，注意患者的线管仪器安全。

4. 医院感染防控。患者检查前后都要根据医院感染要求对床旁设备进行消毒。若是多重耐药患者，摄影检查前需要穿上隔离衣，戴上手套。若是结核患者，需要戴上 N95 防护口罩。同时在接触患者检查前后，都应严格执行手卫生。在手术室进行科外影像检查前，应学习并掌握手术室的无菌操作及注意事项，进入手术室后及时与医生、护士进行沟通，避免对手术室造成污染。

5. 患者信息查对。检查前认真核对检查申请单中患者的信息，如患者的 ID、姓名、床号、科室等。若出现患者信息不一致的情况，及时与该科室的医生或护士进行确认。

三、科外影像检查的辐射防护原则

1. 医务人员防护。设备操作人员需穿着防辐射用具进行设备操作（铅帽、铅围脖、铅衣、铅眼镜等），佩戴个人计量仪。在受检患者和 X 线机周围安放防护设备，如铅屏风、铅围帘等。在设备操作的安全距离处放置印有"电离辐射"字样的警示标志。

2. 患者防护。对非受检部位进行适当防护，合理使用铅衣、铅围裙、铅眼镜、铅围脖等防护用具。对敏感器官和部位进行辐射防护，人体的甲状腺、性腺、晶状体等对 X 线较为敏感，在对患者进行检查时，需要对这些敏感器官和部位进行相应的辐射防护，例如使用铅围脖对甲状腺进行防护，使用铅眼镜对晶状体进行防护。在满足临床及诊断需求的情况下，尽量减小拍摄范围，降低辐射剂量。

四、图像质量控制

1. 正确设置摄影条件。对于婴幼儿患者、瘦弱或者肥胖患者，适当减少或增加摄影条件，调节合适照射野。

2. 正确选择摄影位置。患者若需要进行特殊体位摄影，例如小儿股骨 X 线摄影，需要按照临床医师的要求进行正、侧位牵引摄影。若患者不能改变或移动体位，可改变 X 线球管方向对其进行检查，以减少患者的痛苦，避免造成二次损伤。

3. 检查结束后，需核对患者图像左右标记是否正确，适当调节图像的对比度曲线，使图像质量更佳。若图像上传后，在 PACS 上面未找到患者图像，需确认检查前输入的患者信息是否正确，若出现错误，应及时更正并再次传输。若更正后仍然无法找到图像，应及时与该科室的医生联系，进行患者信息的确认。若无法及时联系，当班技师应亲自到相应科室予以确认。

五、摄影参数

需根据患者实际体型、年龄大小增减摄影剂量，以获得最佳的图像质量。表8-1-1为床旁 DR 常见部位摄影参数。

表 8-1-1 床旁 DR 常见部位摄影参数（参考成人正位摄影）

部位	摄影距离（cm）	管电压（kV）	管电流量 mAs
胸部	100～120	75～80	3.0～3.5
腹部	100～120	70～85	12.0～16.0
肩关节	100～120	65～70	6.0～6.5
肱骨	100～120	55～60	6.0～6.5
肘关节	100～120	55～60	3.5～4.0
尺、桡骨	100～120	55～60	3.5～4.0
腕关节	100～120	55～60	2.0～2.5
手部	100～120	55～60	2.0～2.5
骨盆	100～120	65～75	6.0～8.0
股骨	100～120	65～75	8.0～10.0
膝关节	100～120	55～60	6.0～7.0
胫、腓骨	100～120	55～60	6.0～7.0
踝关节	100～120	55～60	4.0～5.0
足部	100～120	55～60	3.0～3.5

第二节　移动数字化 X 线摄影设备使用规范

科外影像检查常用移动数字化 X 线摄影设备完成，其特点是方便快捷。移动数字化 X 线摄影设备在移动过程中可能受地面、场地以及推送方式等影响。为了检查顺利进行与设备使用安全，务必规范使用移动设备。

1. 连接线位置摆放。移动数字化 X 线摄影设备移动过程中，将探测器连接线置于机器上方，勿放置于侧面，避免摩擦、碰撞等损坏连接线（图 8-2-1、图 8-2-2）。

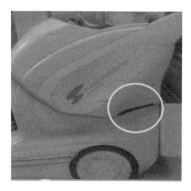

图 8-2-1　连接线错误摆放

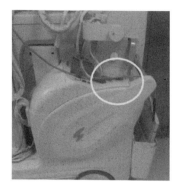

图 8-2-2　连接线正确摆放

2. 检查设备与探测器平板间连接线有无缠绕。若有缠绕，需将连接线恢复平直状态（图 8-2-3、图 8-2-4）。

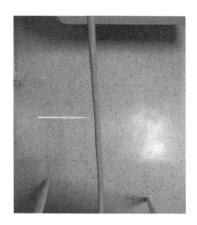

图 8-2-3　电缆线正确状态

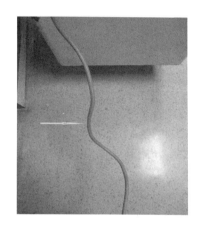

图 8-2-4　电缆线错误状态

3. 检查探测器平板正、反面位置是否正确。若位置错误，需将探测器正面向里放入探测器插槽内（图 8-2-5、图 8-2-6）。

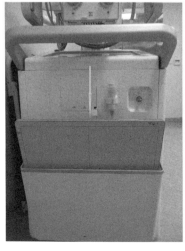

图 8-2-5　平板探测器错误放置

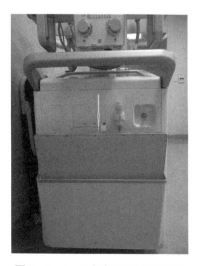

图 8-2-6　平板探测器正确放置

4. 临床医疗单元病房因病床集中或医疗器械等物品堆积导致空间狭窄，技师在移动数字化 X 线摄影设备推行或转向过程当中，需根据实际情况对周围物品进行整理。患者治疗使用的医疗器械需临床医师或者护士协助移动，为移动数字化 X 线摄影设备推行及操作预留足够的空间。在狭窄空间或人员较多时移动设备需注意周边环境，避免机器发生碰撞，或误伤到周围的人员。

5. 在斜坡推行时，一定要双手紧握推行杆，保持机器平稳，避免因设备移动速度过快，推行方向失控发生侧翻导致设备损坏，同时应注意自身安全（图 8-2-7、图 8-2-8）。

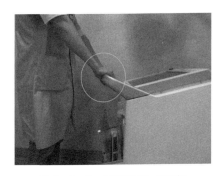

图 8-2-7　双手推行（正确）

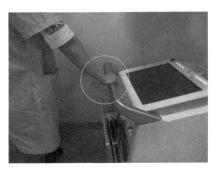

图 8-2-8　单手推行（错误）

6. 检查完成后应将用过的一次性手套、口罩扔进黄色垃圾桶，勿放在探测器插槽内，注意机器的清洁卫生（图 8-2-9、图 8-2-10）。

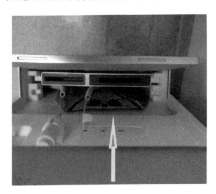

图 8-2-9　保持插槽清洁

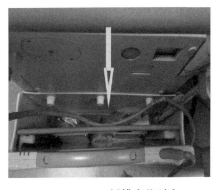

图 8-2-10　插槽杂物过多

7. 对于多重耐药患者，需做好自身及患者防护，检查前后均需对平板探测器进行消毒处理，之后再进行下次检查，以避免交叉感染。

8. 图像传输完成后，需关闭电脑并将检查设备充电，以便下次使用。

9. 移动数字化 X 线摄影设备常用防护用品有铅衣、铅围脖、铅围裙、铅帽（图8-2-11）。

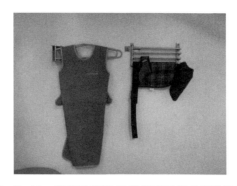

图 8-2-11　移动数字化 X 线摄影设备常用防护用品

第三节　床旁 X 线常用检查部位摄影规范

一、胸部床旁 X 线摄影

（一）摄影规范

1. 体位：常规采取仰卧位、坐位或半坐位，将探测器置于患者身后，患者两肩部贴靠探测器，肩部上缘距探测器上缘 1~2cm，人体正中矢状线与面板中线重合。ICU 插管患者检查前尽量将可能影响检查的线管放置于摄影范围外。

2. 中心线：水平方向，通过第 6 胸椎，垂直射入探测器。

3. 优质图像显示：①肺门阴影结构可辨。②锁骨、乳房、左心影内可分辨出肺纹理。③肺尖充分显示。④肩胛骨投影于肺野之外。⑤两侧胸锁关节对称。⑥膈肌包括完全，且边缘锐利。⑦心脏、纵隔边缘清晰锐利（图 8-3-1）。

4. 临床应用：胸部床旁 X 线摄影是科外摄影检查的常规检查部位。临床医师需要观察患者肺部各种疾病，包括感染、积液、血气胸，以及经外周静脉置入中心静脉导管（PICC）的尖端位置。

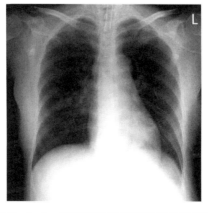

图 8-3-1　胸部床旁 X 线摄影正位影像图

（二）常见问题及解决方案

1. 胸膜腔积液或血气胸的患者采取坐位摄影可使得气液平显示更佳（图 8-3-2）。不能坐立的气胸或者胸膜腔积液患者，可以用半坐位，以及右上或左上水平位、侧位等方法使气液平显示更佳。

2. PICC 患者双手应置于身体两侧，胸部正位影像能够清晰显示导管尖端位置（图 8-3-3）。

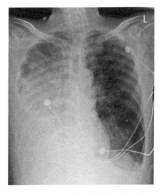
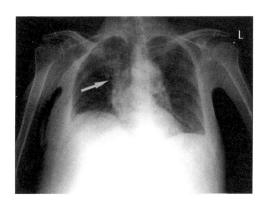

图 8-3-2　胸膜腔积液患者　　　　图 8-3-3　显示 PICC 尖端

3. 图像未包括完整。床旁患者，特别是重症监护室的患者，大多无自主意识，不能进行体位移动，不能有效配合放射技师的检查操作。在放置平板探测器的时候，可能由于位置放置不佳，出现肺部未包全的情况（图 8-3-4、图 8-3-5）。为避免这种情况可采取以下措施：①放置平板探测器，需要将患者整个胸部置于摄影范围之内，不能让患者身体超出探测器摄影范围。②对于有自主意识的患者，可告知其在检查进行当中保持静止状态。对于无意识、躁动的患者，可告知管床护士将患者双手、双脚固定，避免摄影进行中患者体位移动，造成摄影图像包括不全。

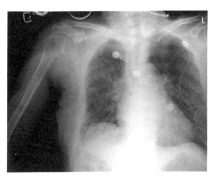
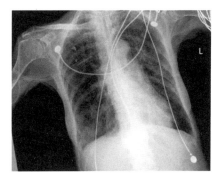

图 8-3-4　肺野未包括完全（1）　　　　图 8-3-5　肺野未包括完全（2）

4. 影像中出现异物。胸部床旁 X 线摄影的检查准备过程中，若未清除可能影响患者图像质量的物件，例如心电监护仪或其他生命支持设备的线管，可能影响临床观察与诊断（图 8-3-6）。为避免这种情况可采取以下措施：①胸部床旁 X 线摄影检查准备结束后，需要检查患者所需摄影部位有无无关物品干扰，若发现需及时移除。②若患者自身仪器插管过多，影响图像质量，可告知临床医师及护士，在其同意并指导下，将线管安全地移动至摄影范围之外。

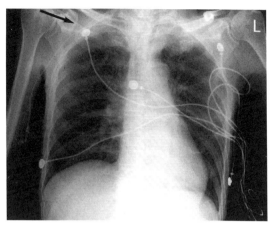

图 8-3-6 体外线管干扰，PICC 尖端位置观察不佳

5. 序列选择错误。胸部床旁 X 线摄影中，因患者取仰卧位，在摄影序列上需选择前后位摄影（AP）。若选择后前位摄影（PA），可导致图像出现心脏反位的情况（图 8-3-7、图 8-3-8）。解决方法：①曝光开始前，需再次确认是否选择了胸部前后位摄影。②曝光结束后，若出现心脏反位，可通过机器操作界面当中的图像反转功能，纠正图像，并注明摄影方向（PA 或 AP）。

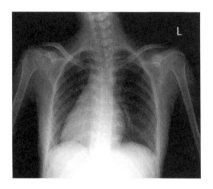 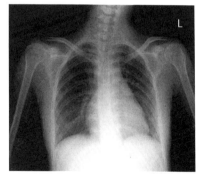

图 8-3-7 心脏反位图像（PA）　　　　图 8-3-8 正确图像（AP）

二、腹部床旁 X 线摄影

（一）摄影规范

1. 体位：腹部床旁 X 线摄影因其特殊性，患者常规采取仰卧位，移除可能影响检查的物品，双上肢置于身体两侧。照射野应包括双膈面至耻骨联合。

2. 中心线：对准剑突与耻骨联合连线中点垂直射入探测器。

3. 优质图像显示：①两侧膈肌、腹壁软组织及骨盆腔均对称显示在照片内，椎体棘突位于照片正中。②肾、腰大肌、腹膜外脂肪线及骨盆影像显示清楚（图 8-3-9）。

③PICC 患者要清楚显示其导管尖端位置（图 8-3-10）。

4. 临床应用：腹部床旁 X 线摄影是科外摄影检查的常规检查。临床医师需要观察患者腹部各种疾病（如肠梗阻）、胃管位置、术中异物定位，以及 PICC 的尖端位置。

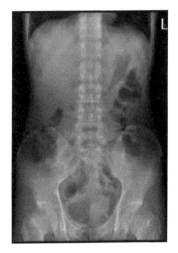
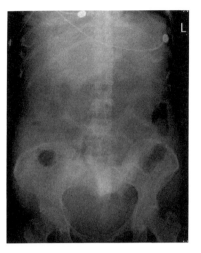

图 8-3-9　腹部正位影像图　　　　　图 8-3-10　PICC 患者影像图

（二）常见问题及解决方案

1. 摄影剂量选择不当。在进行腹部床旁 X 线摄影时，对于婴幼儿患者，若摄影条件过大或过小，可造成图像曝光不足或曝光过度，导致图像质量欠佳，影响诊断（图 8-3-11、图 8-3-12）。为避免这种情况可采取以下措施：摄影条件应根据患者的实际体厚情况进行适当调节。

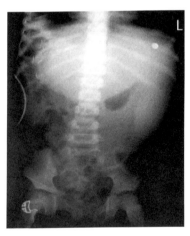
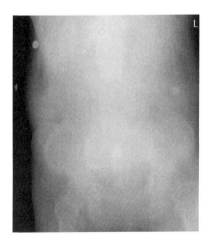

图 8-3-11　过度曝光　　　　　　　图 8-3-12　剂量不足

2. 术中异物定位。当手术室要找针、刀片等器具时，由于腹部器官多，影像层次丰富，在腹部图像中很难找到异物。可以在体表或者探测器空白处放置同种异物，作为参照观察对比，便于摄影后找出异物。

3. 若怀疑肠梗阻，可根据实际情况采用右上水平侧卧位摄影来观察肠腔内液平面或者腹腔内游离气体情况。

三、小儿股骨床旁 X 线摄影

（一）摄影规范

1. 体位：小儿股骨牵引术后复查时，临床医师需要通过图像评估在牵引状态下股骨骨折端的对位对线情况。因此，需在牵引状态下对其进行股骨的正、侧位摄影。摄影时需在医生或者护士的协助下、家属的陪同下摆放适合摄影的体位，并做好必要的防护。注意摄影条件的调节，照射野应包括股骨全段。

2. 中心线：对准股骨中点，垂直射入探测器。

3. 摄影距离为 90～100cm。

4. 优质图像显示：股骨正、侧位像完整显示于照片正中，包括一个邻近关节，股骨头、颈、体，踝部骨质，髋关节及膝关节，股部软组织，形态层次均显示清晰（图8-3-13、图 8-3-14）。

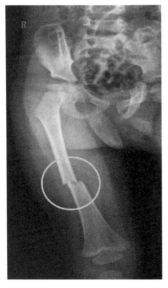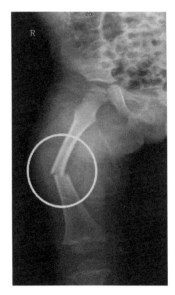

图 8-3-13　**牵引股骨正位影像图**　　　图 8-3-14　**牵引股骨侧位影像图**

（二）常见问题及解决方案

1. 摄影体位不足：只进行患侧正位摄影，未进行牵引状态下侧位摄影。可在临床医师协助下，调整 X 线球管及平板探测器的角度倾斜拍摄，或者在家属的辅助下抬高健侧肢体，进行水平侧位的拍摄，完成牵引状态下的侧位摄影。

2. 未对摄影后的图像进行左右标识，临床医师无法诊断，应添加图像标识。

第九章 特殊检查摄影规范

第一节 注意事项

一、临床应用

由于人体各组织器官的密度不同，对 X 线的吸收程度也不同。对于 X 线吸收程度相同或相近密度的组织器官，无法正确识别它们的影像，常常需要通过直接或间接引入对比剂的方式改变人体组织器官与相邻组织之间的对比度，达到显示组织器官的形态和功能的目的。临床上常用的检查方式包括泌尿系造影及消化道造影等。

二、检查前准备

1. 去除受检部位的金属饰物，脱下带金属拉链或饰物的外套。检查前，取下皮带、拉链、磁疗内裤等金属物品，女性患者需取下内衣。

2. 做好非照射部位敏感器官的防护，尤其是小儿和育龄期女性。若患者意识不清或体位受限需要家属陪同，应同时为家属做好防护并告知其意义。

3. 孕妇行特殊 X 线检查前，应对其说明后果并签署知情同意书。

4. 胃肠道造影患者，检查前一日禁服影响胃肠功能的药物，如铁剂、碘剂、阿托品及硫酸镁等。提前一天进行胃肠道准备，勿进食高脂肪、高蛋白饮食。检查当日晨禁饮、禁食。

5. 肾造影患者检查前一日进低脂肪、低纤维食物。尿道造影、膀胱造影、泌尿系/肾造影属侵入性检查，检查前请排空大小便。

三、特殊注意事项

1. 泌尿系造影均属于直接引入和间接引入对比剂检查，患者有药物、食物过敏史，身体特殊原因及疾病时，应提前主动告知检查医师。

2. 检查前一周内做过钡餐造影的患者不宜做泌尿系造影，告知患者提前合理安排检查时间及检查顺序。

3. 钡餐检查应预约在其他辅助检查之后，如腹部 CT、彩超、胃肠镜等之后。

4. 检查当日患者应携带疾病检查的相关资料，以备检查医师核实确认。语言障碍、行动不便的患者必须有家属陪同，并协助医师进行检查。

5. 急诊、病情危重患者必须由主管医师陪同前来放射科进行检查。

6. 检查过程中嘱患者尽量配合体位设计，以免造成检查图像不清晰，影响诊断。注射对比剂过程中出现异常或不适，请患者及时与当班技师沟通。

7. 检查结束后在护士站观察等候 20 分钟，无不良反应方可离开。

四、对比剂

（一）对比剂的分类

根据吸收 X 线的性能，对比剂大致分为阴性（可透性）对比剂和阳性（不透性）对比剂两大类。

阳性对比剂是一种高密度、X 线吸收多、原子序数较高、比重大的物质。在 X 线片上显示为高密度影像。阳性对比剂包括难溶性固体对比剂、肾脏排泄对比剂、经胆道排泄对比剂和油脂类对比剂四种。其中难溶性固体对比剂是不含碘化合物的对比剂，其他三种阳性对比剂都含碘化合物，显影效果与碘含量成正比。

1. 难溶性固体对比剂：常用硫酸钡，这是目前能良好显示胃肠道的对比剂。与气体对比剂同时使用的称为双重造影，能显示胃肠道内黏膜表面细致的结构。医用硫酸钡在胃肠道内不被机体吸收，以原形从粪便中排出。

2. 含碘化合物：主要分为无机碘化物、有机碘化物和碘化油三种。含碘对比剂同样不被机体吸收，以原形经肾脏或肝脏排泄，少量经粪便排出。

3. 经肾脏排泄的水溶性有机碘化物在水中溶解度大，黏稠度低，能制成高浓度溶液。经血管注入后能迅速经肾脏排泄，少量经肝和胆排泄，在体内代谢过程中一般不释放或极少释放出游离碘，血管注射后反应小，除用于泌尿系造影外，还被应用于心脏造影和各种血管造影。

4. 经血管注入的水溶性有机碘化物分为离子型对比剂和非离子型对比剂。离子型对比剂都是三碘苯甲酸盐，主要是钠和葡甲胺盐。非离子型对比剂是单体或双聚体三碘苯环碘对比剂，它们不是盐类。单体对比剂常用的有优维显、碘海醇、欧乃派克（碘海醇注射液）等。

阴性对比剂是一种低密度、X 线吸收少、原子序数较低、比重小的物质。在 X 线片上显示为低密度或黑色影像。常用的阴性对比剂有空气、氧气、二氧化碳等。其中以空气应用最方便、费用最低，但在人体内空气的吸收比二氧化碳慢。这类对比剂密度低于人体软组织。临床应用：膝关节空气造影等。

（二）过敏反应的临床表现及处理方法

1. 轻度过敏反应及处理方法。

轻度过敏反应有面部潮红、眼及鼻分泌物增加、打喷嚏、恶心、头痛、头晕、皮肤瘙痒、发热与瘙痒、结膜充血。少数患者有红疹、咳嗽、轻度呕吐、轻度荨麻疹等。出现此类反应时，应停止注射，让患者安静休息，做好安慰及解释工作，让患者放松，深呼吸，观察反应的发展动态。

轻度过敏反应的处理方法：一般不需用药，症状可自行缓解。安静休息，呼吸新鲜空气，大量饮水，服抗组胺药，或静脉注射地塞米松 9mg，非那根（盐酸异丙嗪）25mg，或肌肉注射苯海拉明 25mg。严密观察 30 分钟，待症状消失后方可让患者离去。

2. 中度过敏反应及处理方法。

中度过敏反应表现为麻疹样皮疹，眼、面、耳部等水肿，胸闷气急，呼吸困难，发音嘶哑，肢体抽动，中度呕吐，轻度喉头水肿和支气管痉挛等，血压也可暂时性下降。此类反应表现较危急，应立即停止注射对比剂。

中度过敏反应的处理方法：

（1）患者平躺，吸氧，保持呼吸道通畅，鼻导管给氧或面罩给氧。

（2）抗过敏药：地塞米松 5～9mg，或琥珀氢考 50mg＋生理盐水 9mL 静脉推注。

（3）当血压下降合并心动过缓（血管迷走神经反应）时，快速滴注血浆代用品500～900mL，阿托品 0.5～3.0mg，静脉注射；异丙肾上腺素 0.25～0.50mg，缓慢静脉注射。

（4）出现呼吸困难、痉挛性咳嗽可用氨茶碱 0.25g 静脉注射（0.25～0.50g/次，以50％葡萄糖注射液 20～40mL 稀释后缓慢静脉注射，不得少于 5 分钟注完），糖皮质激素 250～500mg，静脉注射。

（5）5～9 分钟后起效，必要时可静脉给予安定 9mg 以镇静。

（6）呼吸抑制时，给予呼吸中枢兴奋剂，如尼克刹米，0.25～0.50g/次，皮下注射、肌肉注射、间歇静脉注射。

3. 重度过敏反应及处理方法。

循环衰竭：血压下降、脉搏细速、意识模糊、知觉丧失、心脏骤停。呼吸衰竭：喉与支气管痉挛，呼吸困难，并发肺水肿则吐大量泡沫样或粉红色痰。过敏性休克：面色苍白、四肢青紫、发冷、呼吸困难、肌肉痉挛、血压下降、心跳停止、意识丧失，可有惊厥等。上述反应的出现，往往危及生命。

重度过敏反应的处理方法：检查技师需要迅速通知放射科护士参与急救，并迅速通知有关科室及急诊科医师，就地急救处理。

（1）出现休克（心动过缓、血压骤降）时，应立即让患者平卧，面罩吸氧大于5L/min。

（2）建立静脉通道，快速滴注血浆代用品或林格氏液 1500～2000mL。

（3）肾上腺素 0.5mg 皮下注射或静脉推注，必要时 3～5 分钟重复一次，出现心脏骤停，应立即行心肺复苏，每隔 9～15 分钟检查心功能，静脉注射糖皮质激素，在 5～9 分钟后见效。多巴胺 200mg 加入 250mL 溶液，9 滴/分钟，静脉滴注，剂量视效果而定。

（4）支气管痉挛、喘鸣、哮喘急性发作时患者取坐位，面罩吸氧，氨茶碱 0.25g 静脉注射，肾上腺素 0.10～0.30mg 静脉注射，必要时加量至 1mg，视需要给安定 9mg 静脉注射。

（5）出现喉头水肿可行气管插管，必要时将气管切开。

（6）肺水肿可行气管插管，加压给氧，并静脉注射速尿 40mg，可给吗啡 9～15mg 静脉注射。通过一系列对症急救处理，症状缓解后还需留院治疗。

第二节 泌尿系造影

一、静脉肾盂造影

(一) 临床应用

静脉肾盂造影 (Intravenous Pyelography, IVP) 是通过有机碘对比剂经静脉注射后, 对比剂大部分经肾小球滤过排出, 而使肾盏、肾盂、输尿管及膀胱显影的一种方法。它不但可以了解肾脏的排泄功能, 还能了解泌尿系统器官的形态、位置、通畅情况以及与周围结构关系。

1. 适应证: ①肾脏、输尿管及膀胱结核、肿瘤等。②原因不明的血尿和肾盂输尿管积水的情况。③泌尿系结石, 确定结石的部位, 了解有无阴性结石。

2. 临床意义: ①静脉肾盂造影能提供肾脏的形态及肾盂、肾盏的代谢功能, 输尿管走向的定位, 腹膜后病变与泌尿系统器官关系的二维图像。②了解结石对患者肾脏功能的影响, 方便排查发生结石和影响结石的肾脏解剖结构异常的原因, 确定结石在尿路中的相对位置。

3. 禁忌证: ①由于尿液内对比剂浓度低、显影差, 以及可能对肾脏产生毒性, 导致肾功能恶化, 故肾衰竭患者不宜做此项检查。②既往对碘对比剂有严重过敏反应者、甲状腺功能亢进未治愈患者。③多发性骨髓瘤患者做静脉尿路造影时, 可能发生尿闭, 特别在少尿患者中易发生尿闭, 故不宜进行此项检查。④碘对比剂可引发高胱氨酸尿患者血栓形成和栓塞。

(二) 检查方法

1. 常规检查步骤。

常规拍腹部仰卧位平片, 准备好腹部压迫带, 静脉注射 20mL 对比剂 (最大剂量不超过 40mL, 常选择非离子型对比剂), 同时对骶髂关节输尿管走形区域处加压 (具体压力因人而异, 对年龄小于 5 周岁的患者可不使用压迫带), 注射完对比剂后需保留静脉通道并开始计时 (保留静脉通道是为了出现过敏反应时能及时进行急救), 于 5 分钟、15 分钟、30 分钟分别进行腹部仰卧位摄片。对年龄较小的患者可缩短时间, 拍片的时间分别为 3 分钟、7 分钟、15 分钟。如患者腹部有术后史, 如肾移植、肠道改瘘等, 应避开这些区域进行压迫。在分别拍片后尤其注意肾区及输尿管中段显影的情况, 解压后及时再次对全泌尿系进行全景拍摄, 注意让患者在屏气状态下进行拍摄。30 分钟解压后可以根据患者情况连续多拍摄几张, 保证对比剂在输尿管中的连续性和输尿管走向的完整性。检查完毕后嘱咐患者多饮水, 在患者没有不适后再拔出留置针。

2. 图像分析。

图像分析见图 9-2-1 至图 9-2-6。

图 9-2-1 用于观察泌尿系统的位置及是否有异物或肠道气体的干扰。图 9-2-2 用于观察肾盏显影的情况。

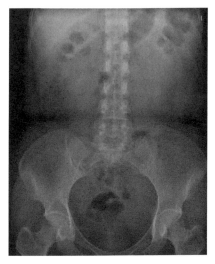

图 9-2-1　常规腹部仰卧位影像图

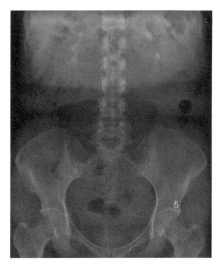

图 9-2-2　静脉注射对比剂后 5 分钟影像图

图 9-2-3 和图 9-2-4 分别显示 15 分钟和 30 分钟后肾盂及输尿管显影情况，查看医嘱备注与初步诊断是否吻合。考虑是否对显影不清的器官形态延时拍片。

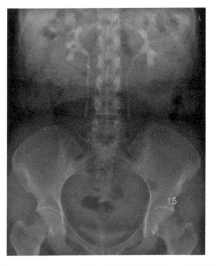

图 9-2-3　15 分钟肾盂及输尿管显影情况

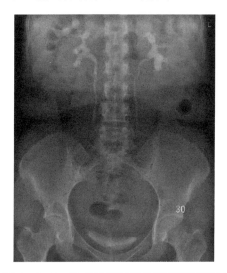

图 9-2-4　30 分钟肾盂及输尿管显影情况

图 9-2-5 和图 9-2-6 显示腹部解压后连续多次拍摄，保证对比剂停留在输尿管中的连续性和输尿管走向的完整性。

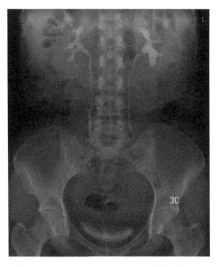

图 9-2-5 腹部解压后连续拍摄（1）

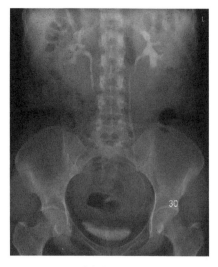

图 9-2-6 腹部解压后连续拍摄（2）

（三）病案分析

1. 病案对比图像分析1：患者 A 主诉右侧输尿管畸形。患者 B 主诉左侧肾脏积水。

（1）造影前先拍一张腹部的正位像（图 9-2-7、图 9-2-8），观察是否有异物存在。

（2）观察肠道准备情况及近 24 小时内是否有其他检查的干扰（如钡剂、对比剂残留）。

（3）判断体位是否标准。

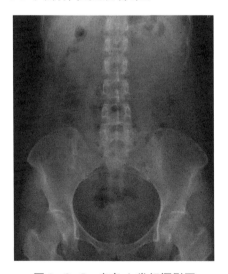

图 9-2-7 患者 A 常规摄影图

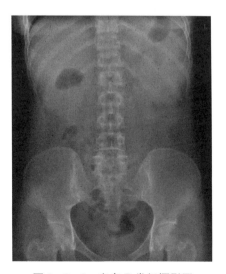

图 9-2-8 患者 B 常规摄影图

图 9-2-9 能清楚显示对比剂经肾脏代谢，在肾盂处堆积。双侧能看见杯口状形态，肾实质、肾盏显影，说明肾脏排泄功能良好。

图 9-2-10 能清楚显示右侧肾盏显影。左侧肾盏处显影不明显，疑似有肾积水。

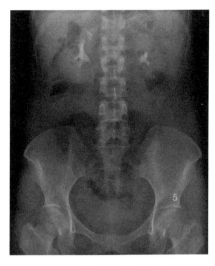

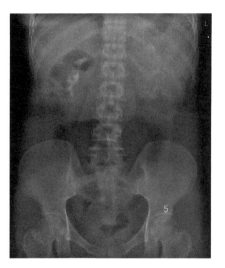

图 9-2-9　患者 A 延时 5 分钟影像图　　　　图 9-2-10　患者 B 延时 5 分钟影像图

图 9-2-11 显示双侧肾盏、肾盂以及上段输尿管清楚，并能显示输尿管的走向。

图 9-2-12 显示右侧肾盏、肾盂以及上段输尿管清楚，并能很好地显示输尿管的走向。左侧肾盏、肾窦呈明显的团柱样显影，肾积水的可能性增大。左侧肾盂、输尿管未显影。

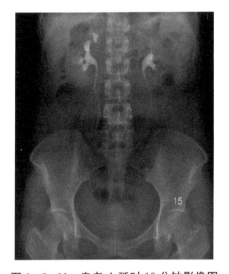

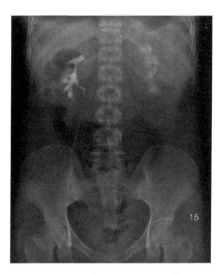

图 9-2-11　患者 A 延时 15 分钟影像图　　　图 9-2-12　患者 B 延时 15 分钟影像图

图 9-2-13：与延时 15 分钟影像图对比，显示右侧肾上肾盏疑似重复输尿管（双输尿管）。

图 9-2-14：与延时 15 分钟影像图对比，左侧肾窦呈明显团柱样显影，肾盂、输尿管未显影。

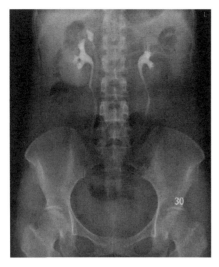 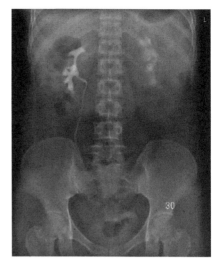

图 9-2-13　患者 A 延时 30 分钟影像图　　图 9-2-14　患者 B 延时 30 分钟影像图

图 9-2-15 显示双侧输尿管走向，右侧出现重复输尿管影像，膀胱显影未见明显异常。

图 9-2-16 显示右侧肾盂、输尿管走向清楚。左侧肾窦呈团柱样显影，肾盂轮廓显示明显，肾盂与输尿管连接处显示不清，无法显示输尿管走向。

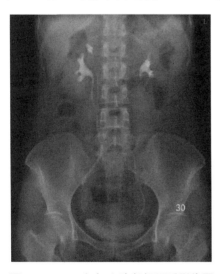 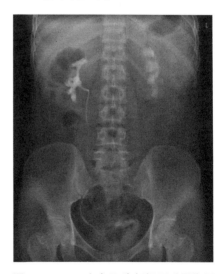

图 9-2-15　患者 A 腹部解压后影像图　　图 9-2-16　患者 B 腹部解压后影像图

解决方案：

患者 A 在检查过程中骶髂关节区域未解压 15 分钟和 30 分钟影像图都能显示重复输尿管的影像，此时就能解除对骶髂关节区域的解压，更好地观察右侧重复输尿管走向，并了解右侧输尿管是否在进入膀胱前会合或者进入膀胱形成双开口。

患者 B 在检查过程中左侧肾窦全程都呈现团柱样显影，肾盂显示不清，输尿管无法显示，此时可以考虑通过延时方法显示左侧肾盂和输尿管。但由于长时间的骶髂关节区域压迫会造成患者的不适，可以考虑换成直接引入对比剂检查（逆行造影）或其他检查。

2. 病案对比图像分析 2：患者 A 主诉双侧肾脏积水，查询医嘱患者在 24 小时有使用对比剂的检查，由于检查系统无法测量密度值，无法区分对比剂显影或肾结石。患者 B 主诉左侧肾盂重度积水伴输尿管上端扩张。

图 9－2－17：拍摄腹部仰卧正位时发现左侧肾脏有团状高密度影像（疑似阳性结石）。查询医嘱发现患者在 24 小时内有增强 CT 检查，不排除对比剂未完全代谢掉的可能。

图 9－2－18：拍摄腹部仰卧正位时发现胃、肠道充盈大量气体干扰。

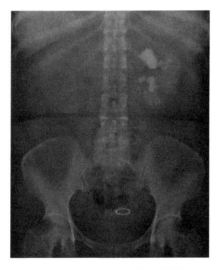 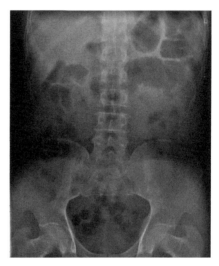

图 9－2－17　患者 A 常规摄影图　　　　图 9－2－18　患者 B 常规摄影图

图 9－2－19：右侧肾脏有少量的对比剂显影。左侧由于有干扰因素无法确定此次的对比剂显影。

图 9－2－20：双侧肾脏有少量的对比剂显影，双侧肾盏未显示杯口状，初步判断有积水的可能，但无法判断积水的程度。

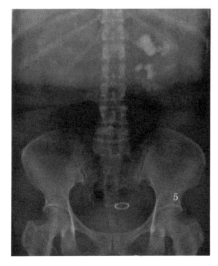 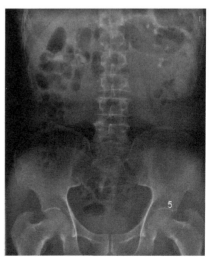

图 9－2－19　患者 A 延时 5 分钟影像图　　　图 9－2－20　患者 B 延时 5 分钟影像图

图9-2-21：右侧肾盏显影增大，互相融合成团柱样，显影剂浅淡，疑似肾功能代谢受损。

图9-2-22：双侧肾盏、肾盂显影，左侧肾盂扩张体积增大，显影剂浅淡。

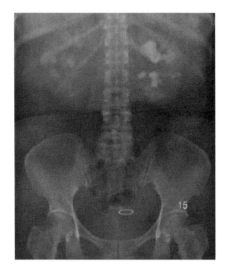 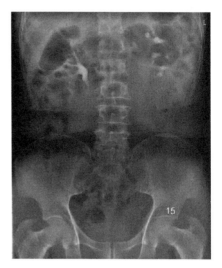

图9-2-21 患者A延时15分钟影像图　　**图9-2-22 患者B延时15分钟影像图**

图9-2-23：与图9-2-20延时15分钟的图像对比，双侧肾盏显影浅淡，疑似双侧肾脏重度积水。左侧肾下盏密度增高，疑似多发性盏内结石。

图9-2-24：与图9-2-21延时15分钟的图像对比，左侧肾盂扩张体积增大明显。

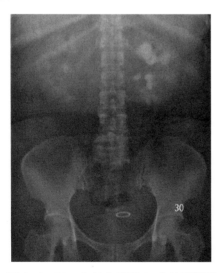 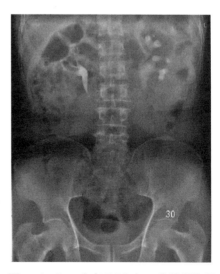

图9-2-23 患者A延时30分钟影像图　　**图9-2-24 患者B延时30分钟影像图**

图9-2-25：腹部解压后，双侧肾盂无明显显影，对比剂无法识别通过输尿管，判断输尿管走向。建议延时30分钟继续观察。

图9-2-26：腹部解压后，右侧输尿管走向清楚。左侧肾盂明显扩张体积增大，肾盂与输尿管连接处显示不清，无法判断输尿管走向（疑似肾盂输尿管连接处狭窄或梗阻）。

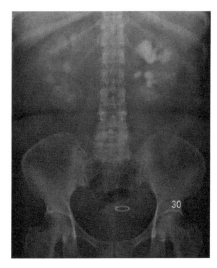

图 9-2-25 患者 A 腹部解压后影像图

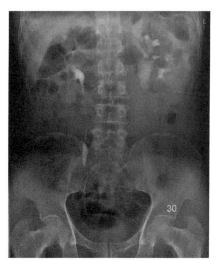

图 9-2-26 患者 B 腹部解压后影像图

图 9-2-27：腹部解压延时 30 分钟后，双侧输尿管无明显扩张，对比剂明显充盈膀胱。

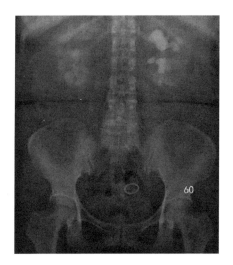

图 9-2-27 患者 A 腹部解压延时 30 分钟影像图

解决方案：

患者 A 在检查过程中发现左肾疑似高密度团状影，需要区分对比剂和阳性结石。①如注射对比剂后 5 分钟、15 分钟、30 分钟双肾肾盏显影和未注射对比剂时对比剂相互融合说明可能是检查前的对比剂在肾脏未代谢。②如在对比剂中能显示出固定形态或能显示出和对比剂形成对比密度差的影像，可初步判断为阳性结石。③由于双肾肾盂都无法显影，此时可以考虑对骶髂关节处解压，建议延时 30 分钟后再次进行检查。如发现膀胱内已经有大量的对比剂但是肾盂和输尿管都无法显示，可考虑换成直接引入对比剂检查（逆行造影）或其他检查。

患者 B 在检查过程中骶髂关节区域未解压 15 分钟和 30 分钟影像图分别显示左肾肾盂扩张，与输尿管连接处显示不清，疑似输尿管上段狭窄或梗阻，此时可以考虑对骶髂关节处解压，通过改变体位（头高脚低位）的方式检查，如在检查过程中还是无法显示左侧输尿管的走向或肾盂与输尿管接口处对比剂形成堆积，可初步判断此处有狭窄或梗阻。

二、逆行肾盂造影

（一）临床应用

逆行肾盂造影是在膀胱镜引导下将专用导管经尿道、膀胱，插入输尿管，注入对比剂，使肾盏、肾盂、输尿管充盈显影，方便观察全段尿路情况。

逆行肾盂造影的优点：对肾功能不良的患者仍能使肾盏、肾盂、输尿管充盈显影，有利于对解剖结构的观察，能弥补静脉肾盂造影无法显示的不足。缺点：此项检查是创伤性检查，有引起痉挛、肾绞痛和逆行性感染的危险。

1. 适应证：①常规静脉肾盂造影显示不清或不满意的患者。②需详细观察输尿管解剖形态或走向的患者。③需观察高密度影与组织器官解剖结构关系的患者。

2. 临床意义：①不受肾脏代谢功能的影响，能清楚显示肾盏、肾盂及输尿管。由于需行膀胱镜检查和输尿管插管，无法观察肾脏代谢功能，容易发生泌尿系统感染，所以作为选择性检查。②通过此检查可收集肾盂尿做显微镜、细胞学检查和尿细菌培养。

3. 禁忌证：①泌尿系统严重感染及泌尿系统结核患者。②碘过敏及过敏体质患者。③严重的心、肝、肾功能不全及其他严重的全身性疾病患者。

（二）检查方法

1. 常规检查步骤。

在膀胱镜或软镜引导下将输尿管导管经膀胱开口处插入输尿管后拍摄一张腹部平片，以明确输尿管导管位置（图9-2-28）。通常情况下输尿管导管尖端应放置于肾盂与输尿管交界部，并注入对比剂使肾盏、肾盂显影（对肾盂积水的患者可增大对比剂剂量）（图9-2-29）。边退导管边注入对比剂，可观察输尿管全段情况，并对需要诊断的位置摄影，符合临床需求后拔出导管。

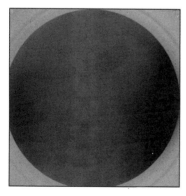

图9-2-28 腹部输尿管导管定位

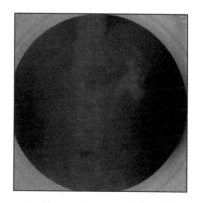

图9-2-29 注入对比剂后，肾盏、肾盂充盈显影

2. 图像分析。

图 9-2-30 和图 9-2-31：在输尿管导管退至输尿管膀胱开口处时继续注入对比剂使其输尿管全段充盈显影，并对需要诊断的狭窄段进行再次确定。图像符合临床需求后，确保体内无异物或对比剂渗漏，拔出输尿管导管。

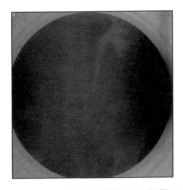 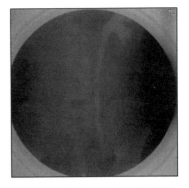

图 9-2-30　输尿管全段充盈显影（1）　　　图 9-2-31　输尿管全段充盈显影（2）

图 9-2-32 和图 9-2-33：注入对比剂后，肾盂充盈，输尿管上段扩张显影，发现在 L4 横突处对比剂未连续向下显影，疑似有输尿管狭窄。在注入对比剂的同时退导管，发现 L4 横突处狭窄段明显，对比剂继续向中下段连续充盈扩张显影。

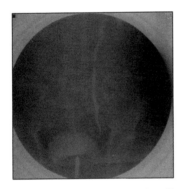 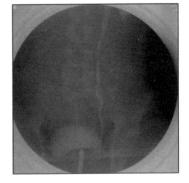

图 9-2-32　肾盂充盈，输尿管　　　　图 9-2-33　对比剂继续向中下段
　　　　上段扩张显影　　　　　　　　　　　连续充盈扩张显影

（三）病案分析

患者 A 主诉左侧重度肾积水，疑似肾盂输尿管接口处狭窄。患者 B 主诉疑似右侧肾盏憩室。

左侧腹部输尿管导管定位见图 9-2-34。右侧腹部输尿管导管定位见图 9-2-35。

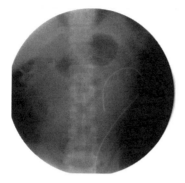 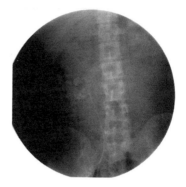

图 9-2-34　左侧腹部输尿管导管定位　　　图 9-2-35　右侧腹部输尿管导管定位

图 9-2-36：注入造影后，肾盏显影，肾盂显影明显扩张。肾盂积水明显，需增加对比剂剂量。

图 9-2-37：注入对比剂后，肾盏显影，肾盂未明显显影。输尿管上、中段显影明显。

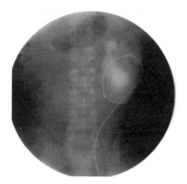 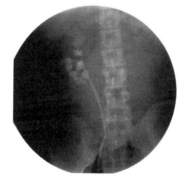

图 9-2-36　肾盏显影，肾盂显影明显扩张　　图 9-2-37　肾盏显影，肾盂未明显显影，
　　　　　　　　　　　　　　　　　　　　　　　　　　　　输尿管上、中段显影明显

图 9-2-38：在输尿管导管退至肾盂与输尿管接口下方处，继续注入对比剂，发现连接处疑似狭窄。

图 9-2-39：在输尿管导管退至输尿管中段后，继续注入对比剂，疑似肾盏憩室与肾盂肾盏之间有细管相通。

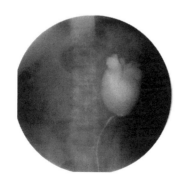 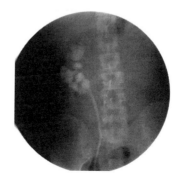

图 9-2-38　注入对比剂，发现　　　　图 9-2-39　继续注入对比剂，疑似
　连接处疑似狭窄　　　　　　　肾盏憩室与肾盂肾盏之间有细管相通

图9-2-40：需要继续加大注入对比剂使输尿管全段充盈显影，并对疑似肾盂与输尿管连接处的狭窄进行再次确定。

图9-2-41：需要继续加大注入对比剂使肾盏憩室显影明显，并对疑似肾盏憩室与肾盂肾盏之间有细管相通进行再次确定，可以变换体位从多角度观察。

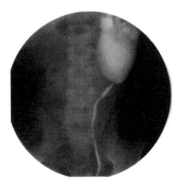

图9-2-40 输尿管全段充盈显影

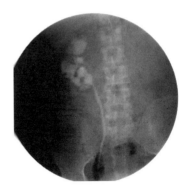

图9-2-41 肾盏憩室显影明显

三、膀胱及尿道造影

（一）临床应用

膀胱及尿道造影是将导管插入膀胱，注入生理盐水 200～400mL 稀释欧乃派克 50mL：15g（I）对比剂溶液，使膀胱充盈显影，用于观察膀胱形态、大小。可通过排泄性尿道造影和逆行性尿道造影，观察尿道的解剖结构、长度及走向，是否形成假道、尿道瘘及其他并发症。

1. 适应证：尿道先天畸形、尿道外伤引起的狭窄或梗阻、前列腺病变、尿道结石、尿道瘘。

2. 临床意义：①通过造影检查，确定尿道狭窄或梗阻解剖位置的变化以及狭窄或梗阻点间隙的距离。②通过动态造影显示排泄的全过程，鉴别狭窄或梗阻点，可测量上下、前后的解剖位置间的距离。

3. 禁忌证：①明显心功能不全、房颤、频发心律失常者。②肾功能不良者。③急性传染病及高烧患者。④严重的尿闭、肾绞痛发作及全身衰竭者。

（二）检查方法

1. 常规体位。

患者取仰卧正位或仰卧右斜位。仰卧右斜位骨盆右倾斜 45°（在腰臀部垫三角枕固定），左下肢伸直平放，右下肢屈膝平抬，避让开后尿道与耻骨联合的重叠或尿道球膜部的重叠。

2. 检查方式。

尿道造影是特殊的影像学检查。男性尿道造影是诊断尿道疾病、损伤最常用的检查方式，可用站立位或仰卧斜位。男性尿道被尿生殖膈分为前、后两部分，由前尿道（尿道球部及悬垂部）及后尿道（前列腺部和膜部）两部分组成，前者位于会阴部，后者位于盆腔内。临床检查大致可分为排泄性尿道顺行造影、逆行性尿道造影和顺逆结合造影。

（1）前尿道损伤多见于会阴部骑跨伤所致的球部尿道损伤，可用排泄性尿道顺行造影或逆行性尿道造影，一般是观察前尿道有无狭窄和弯曲。排泄性尿道顺行造影可观察生理性排尿情况，能良好地显示排尿过程中膀胱颈口的生理形态及前后全尿道的走向（图9-2-42、图9-2-43）。

（2）后尿道损伤多见于骨盆骨折造成尿道断裂与膀胱损伤，可用顺逆结合造影，一般是观察后尿道断裂梗阻程度和膀胱连接部损伤情况。逆行性尿道造影针对尿道狭窄病变不严重的患者，能清晰显示狭窄的部位、长度、程度及其他各种合并的病变，如尿道瘘、假道（图9-2-44、图9-2-45）。

（3）对于尿道病变严重（如尿道断裂、闭锁）的患者，对比剂不能确定闭锁的长度及位置时，以上两种造影方式须同时使用，才能获取更加准确、满意的图像显示（图9-2-46、图9-2-47）。

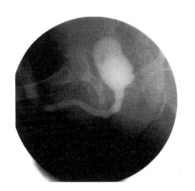 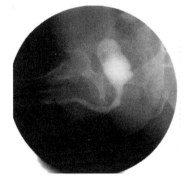

图9-2-42　排泄性尿道顺行造影（1）　　图9-2-43　排泄性尿道顺行造影（2）

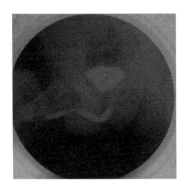 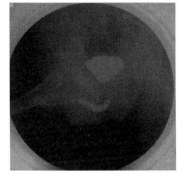

图9-2-44　逆行性尿道造影（1）　　图9-2-45　逆行性尿道造影（2）

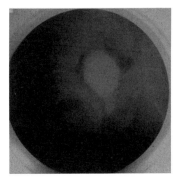

图 9-2-46　顺逆结合造影（1）

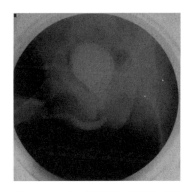

图 9-2-47　顺逆结合造影（2）

第三节　消化道检查

一、食管检查

（一）临床应用

消化系统由一系列空腔器官组成，大致分为上消化道和下消化道。X 线造影检查借助对比剂（钡混悬液、有机对比剂、空气）的比衬形成适当反差，可显示出消化道空腔内部结构。消化道蠕动功能和肺部呼吸运动，使消化道一直处于移动状态。X 线检查分为动态检查（透视模式与数字化连续采集 FPS）和静态平片 SPOT 摄影两种方式。消化道检查中，内镜和超声内镜检查用于胃肠道病变的诊断，直观、清晰，假阳性率很低。通过术中取样及活检，对胃壁黏膜病变性质鉴别和诊断准确。CT、MR 多用于恶性肿瘤分期、转移、侵犯范围、术前评估以及术后随访等，特别是对腔内、壁内、腔外肿瘤，能显示肿瘤与周围组织密度的细微差别，对于纵隔和腹部肿大淋巴结也有较高的识别能力。X 线造影检查涵盖形态学和功能学两方面，特别是功能学检查在消化道检查中独具优势，并与内镜检查、CT、MR 有很好的互补作用。

1. 适应证：适用于有消化道症状的造影检查，如消化道急诊异物定位、小儿肠套叠等。常规按解剖学分段进行检查。需要临床医师评估检查危险性，确定检查必要性并陪同检查。其他需要做钡餐造影检查的消化道病变也适用。

2. 禁忌证：①胃肠道穿孔，患者极度衰竭或生命体征不稳，急性消化道出血（如果必须要行此项检查，至少要确认出血停止后两周）。②消化道使用麻醉药物后，在药物作用未恢复前不能进行钡剂造影，以免对比剂误入气道。③胃肠道不全性梗阻等病变不宜用钡剂造影，可采用对比剂（有机碘）造影。

3. 患者预约。

（1）胃、十二指肠、小肠检查患者，检查前一日禁服影响胃肠功能的高原子药物，如铁剂、对比剂、阿托品及硫酸镁等。检查当日清晨禁饮、禁食。

（2）疑似消化道漏及梗阻的患者不能采用钡剂造影，换碘静脉注射用对比剂。

（3）小肠检查前一日进食低脂肪、低纤维等易消化的食物。

（4）由于钡剂排出较慢，消化系统钡剂检查需在 CT、超声、胃肠镜等检查之后进行。

（5）对比剂造影时须询问过敏史并签署碘对比剂知情同意书，T 管造影前告知患者需进食后再行检查。

（6）结肠检查需先清肠后进行检查。

（7）有语言障碍及行动不变的患者请家属陪同，急诊危重患者检查请主治医生陪同。

3．检查前准备。

（1）患者交预约单排队等候，放射科技师核对患者信息，依次给患者发放钡剂或碘对比剂，并根据病情交代注意事项。现场配制钡剂，即配即用。

（2）与当班放射科检查医生交接患者并配合完成检查。

（3）遇 T 管造影者，技师需要先准备药物：对比剂 20mL、盐水 20mL（1：1），混合后摇匀。

（4）瘘管造影药物准备：对比剂和盐水按 1：1 配成，由临床医师操作，放射科技师配合。

（5）结肠造影药物准备：对比剂和盐水按 1：1 配成；若需钡剂，则按照水 800mL、硫酸钡 200g 配成，由临床医师操作，放射科技师配合。

4．检查完成后注意事项。

（1）钡剂造影检查结束后，可告知患者多饮水，进食易消化食物，如出现腹痛、恶心、便秘、腹泻等不良反应请就近就医。

（2）碘对比剂检查患者出现过敏等不良反应请及时就近就医。

（3）告知患者及家属取胶片及报告的时间、地点。

（二）检查方法

食管常规检查包括胸部透视、食管全段吞钡动态摄影，摄取食管充盈像和黏膜像。①前后站立正位（背靠床），将钡剂（约 25mL）含在口中，先曝光，再嘱患者吞服钡剂，连续摄影，观察钡剂通过（从口咽部到食管中段）的情况。②右斜位（背对观察窗，人体向左旋转 45°），此位置食管全段与椎体无重叠，可观察到食管的三个压迹。③左斜位（面向观察窗，人体向右旋转 45°）。④前后站立正位，动态观察从口咽部至食管全段钡剂通过情况、食管蠕动情况，1FP/S 分别采集充盈像和黏膜像，注意把握时机。⑤当发现食管扩展功能障碍（正常成人食管直径平均约为 2cm，扩张时宽度为 2~3cm）或食管狭窄时，嘱患者做吞咽动作，透视跟踪第一蠕动波，及时平片摄影。

对某些较特殊的情况，依据临床要求进行摄影。①食管癌患者，加照平躺位，观察病变的活动度（需要重新吞钡剂）。②吞咽功能检查（神经系统受损造成的功能障碍），主要观察口咽部到食管上段的动态影像，15FP/S 定位连续摄片。

食管双对比检查：在服钡剂前先服产气剂，常规采集食管充盈像和黏膜像，注意把握摄片时机。对检查中发现的病变，可针对性地加压拍摄局部影像，目的是显示出病变特征和受累程度。

（三）临床案例与特征性影像采集要点

1. 食管癌：食管癌导致梗阻或破坏。清晰显示病变形态，注意观察连续移行黏膜的中断与受累平面，测量病变长度，观察病变具体位置等。

2. 食管憩室：按发病部位可分为咽食管憩室，膈上食管憩室，食管中、下段憩室。检查要点是完整地显示憩室的大小和位置，以及与食管黏膜的关系等。

3. 食管异物的定位：询问吞服异物的性质和形态、大小等。站立位，首先透视观察整个食管走行范围有无高密度异物影像。较大的不透 X 线异物一般可发现并定位。较小的异物（如细骨刺）或中低密度的异物应行吞服钡棉检查。吞服钡棉后，再吞口水，取透视模式从口咽部开始沿消化道走行连续跟踪钡棉的移动，大多数异物容易停留在食管入口狭窄处及主动脉弓压迹处或在左主支气管压迹处。钡棉停挂在异物处，反复吞咽或者饮水，钡棉仍能停留在原处可以确诊。

注意：①如一次性吞服大量钡剂有可能会牵引异物而导致食管穿孔，甚至累及大血管而导致大出血，危及患者生命。②在透现或摄片中见到异物处食管周围软组织肿胀甚至出现气液平面，则提示食管异物处有炎症感染或脓肿形成，此时吞钡剂会见到钡剂有外溢且不能排空，选择 CT 检查。

4. 食管贲门关闭不全，常见于反流性食管炎、食管裂孔疝。

5. 胃食管反流：反流性食管炎是指食管下端括约肌功能失调，胃和（或）十二指肠内容物反流入食管，引起食管黏膜炎症。患者仰卧，瓦式呼吸：①深吸一口气；②用力憋气，收缩所有呼气肌，甚至包括一些表层胸腹部肌肉；③用力使劲呼气但是不要让气漏出。

食管钡餐造影显示：食管壁扩张受限，管壁有局限性或弥漫性增厚或纤维化形成的食管狭窄，蠕动减弱。食管下段局限性痉挛收缩，钡剂通过减缓受阻。黏膜皱襞增粗紊乱，可以出现溃疡及假性憩室。若无食管狭窄，充盈像正常。

6. 食管贲门失弛缓症：特点是贲门管的功能性狭窄和食管病理性扩张同时存在。此病过去曾称为贲门痉挛。

食管钡餐造影显示：①食管高度扩张，为正常食管的数倍。②食管下端对称性狭窄，呈"漏斗"或"鸟嘴状"，边缘光整，黏膜正常。少数食管呈囊袋状横卧于横膈面上，蠕动减弱或消失，仍可见到无规律性收缩。③食管狭窄段的管腔形态随呼吸而改变。④钡剂到达狭窄端后，少量钡剂可能喷射进入胃内。

7. 食管裂孔疝：指腹腔内器官（主要是胃）通过膈食管裂孔进入胸腔所致的疾病。

食管裂孔疝的直接 X 线征象包括膈上胸腔胃、膈上食管胃环、疝囊内胃黏膜影等。在俯卧右前斜位可见膈食管裂孔明显松弛，呈闭锁不全状态，导致胃内容物反流。

8. 食管静脉曲张：食管任何部位的静脉回流障碍均可引起食管静脉曲张，食管静脉曲张是门脉高压的重要并发症，在门脉高压时，门静脉和上腔静脉之间有侧支循环形成。患者取俯卧位，左侧抬高，或做呃气动作或服产气药物，双比衬影像有利于显示微细病变。

食管钡餐造影显示：①轻度，食管下段黏膜皱襞增宽或迂曲。②中度，随着静脉曲张进展，病变可延伸到食管中段，表现为纵形走向粗大结节或蚯蚓状充盈缺损，最后表现为串珠状充盈缺损。③重度，静脉曲张延伸至中上段甚至食管全长。由于肌层退化，食管扩张，不易收缩，管壁蠕动明显减弱，钡剂排空迟缓，但无梗阻现象。

9. 小儿先天性膈疝（CDH）：由于胚胎发育异常，膈肌缺损，腹腔器官疝入胸腔或伴肺发育不良。膈疝可对心肺功能、全身情况造成不同程度的影响，是新生儿急危重症之一。

临床造影显示：常有一侧横膈轮廓不清，胸腔内见肠管或胃泡充气所致的不规则透亮区或液面。胸骨旁疝常见于右前心膈角区，有一向下隆起、边缘清楚的致密阴影，或者中间可含有气体。右侧后外侧疝常见不典型肝上升或实质性阴影，可误诊为肿瘤。可通过置入胃管或口服对比剂明确诊断，如患侧胸部见到胃管或对比剂，诊断即确立。新生儿禁用钡剂检查，诊断困难者可做 CT 检查。

10. 逆蠕动：在正常食管蠕动波形中很少出现。当有梗阻时，从梗死处可能发生逆行蠕动波。食管全段正位图像见图 9-3-1。食管斜位图像，观察与气管关系见图 9-3-2。食管上端黏膜图像见图 9-3-3。食管下端黏膜图像见图 9-3-4。

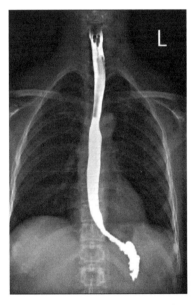

图 9-3-1　食管全段正位图像

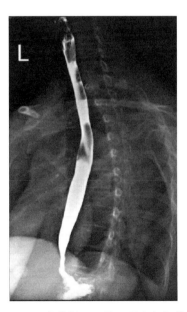

图 9-3-2　食管斜位图像，观察与气管关系

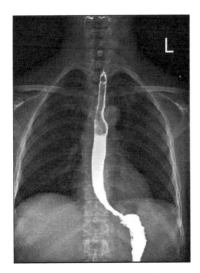 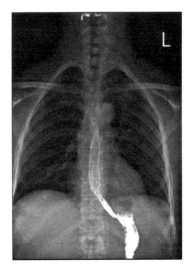

图 9-3-3　食管上端黏膜图像　　　　图 9-3-4　食管下端黏膜图像

二、胃、十二指肠检查

(一) 临床应用

胃、十二指肠检查范围包括胃部大体解剖结构（贲门部，胃底，胃大弯、胃小弯，胃角，胃窦区，幽门管，十二指肠球部）、胃部细节（胃黏膜、胃小区等）、蠕动功能等。

X 线钡餐检查作为常规无创性检查手段，是以双对比造影为主，并施以充盈法、黏膜法、压迫法的综合检查手段。

胃、十二指肠检查的其他方法：CT、MR 能观察到胃黏膜下结构以及周边组织结构变化，胃镜能直视病变表面形态以及采样取活检。不同的检查手段各具优势。

适应证包括早期胃癌、胰头癌、十二指肠癌和胆道癌，以及普通胃肠道造影可疑病例等。禁忌证同常规造影和低张药品使用说明。

(二) 胃、十二指肠双对比检查

1. 对比检查的优点。利用胆碱能神经阻滞药物使平滑肌松弛，张力减小，肠蠕动减弱或消失，使用气钡双对比进行胃肠道检查，称为胃、十二指肠低张力造影。主要优点是能清楚地显示胃黏膜皱襞的细微结构，对单钡剂造影难以发现的早期病变，特别是对胃小区和胃小沟的病变显示良好。

2. 检查前准备。禁食 6 小时以上，检查前三天停服含铁、碘、钠、铋、银的高原子量药物或影响胃肠功能的药物。疑幽门梗阻患者，应抽净胃内液体后再做检查。

（1）造影检查前 20 分钟，给患者使用低张药物（如注射山莨菪碱，或口服阿托品等），并口服清胃酶洗胃液，使胃黏膜表面结构可显示更清晰。

（2）检查前口服产气剂，待胃内产生二氧化碳气体 300～500mL，使胃腔适当充胀后，吞一大口钡剂（浓度可采用 200%～50%w/v，黏度 150～300 毫帕秒），立位观察钡剂通过食管的情况。再吞服全部钡剂 70~90mL，嘱患者卧位 360°翻转数圈，让钡剂均匀涂布于胃黏膜，然后按照钡剂通过顺序，在不同体位、角度下观察胃、十二指肠各部的形态、位置、蠕动功能。常规对各部位结构和胃部整体形态拍摄平片。加压操作可有效地排开干扰结构，显示局部病变。在常规检查完成后，如有必要可再加服 50~150mL 的钡剂观察空肠上、中段。

　　胃小沟和胃小区是黏膜表面的微皱襞，是胃黏膜表面肉眼可见的最小解剖单位，在胃双对比造影检查中，是胃钡餐检查的难点。影像学表现为直径 1~3mm 的圆或类圆形无钡区。相关检查技术包括：①服少量钡餐（胃小者约 15mL，胃大者约 30mL），可显示黏膜纹。②使用高质量的胃双对比造影硫酸钡混悬剂，以颗粒不均型显示胃小区较为满意。③应用低张药物和产气剂，对气量的掌握要适当，一般胃体上部的显示气量要大，中下部的显示气量中等偏少。④胃小区形态呈多样性，凡能看到条状黏膜纹，表示胃本身没有充分扩张，又没有使胃壁得到松弛，不能很好地显示胃小区。若胃内气量过多，胃过度扩张，胃小区同样不能显示，此时应将胃部气体部分排出，减少胃内气量方能显示胃小区。⑤对可疑病变应运用"冲洗"技术，多转动体位，不同程度地压迫，及时摄取平片，采用融合体层技术等。

　　注意：胃部术后复查，消化道术后尚未正常饮食者，疑有胃穿孔的患者不能用产气粉。疑有胃肠道穿孔、肠梗阻等，需要了解穿孔与梗阻的确切部位，可采用碘制剂造影，如口服法、胃管引入法等。

　　3. 胃、十二指肠基本操作过程。

　　(1) 体位原则，依据 X 线空间投影关系，在透视模式下旋转体位，错开重叠在兴趣区的组织器官，检查体位和倾斜角度因人而异。

　　(2) 常规检查应从局部到整体显示兴趣区不同的解剖结构。①先拍两张食管图像，中上段、中下段，观察食管的蠕动、柔软度和通畅情况。②嘱患者喝完全部钡剂，然后放平检查床。可以让患者 360°转体两圈后摄影。注意：如果钡剂移动得慢，若不能360°转动，则至少 2 次侧卧位来回翻身。如果钡剂在食管移动很快，就直接进入摄平片。③卧位，平片。④右前斜位（背对观察窗倾斜 45°），主要观察胃窦部、幽门前区，十二指肠双对比。⑤右侧位，主要观察胃底、贲门正面观。⑥右后斜位。⑦俯卧位、左后斜位（面朝观察窗倾斜 45°），主要观察十二指肠球部及环部（动态观察）。⑧左侧位。⑨仰卧、右后斜位（面向观察窗倾斜 45°），主要观察贲门正面及胃食管返流，注意观察空肠上段。⑩疑胃下垂采用站立位，全腹平片。

　　注意：左后斜位和右后斜位时，膈食管裂孔明显松弛，是闭锁不全状态，胃内容物易通过。滑动型食管裂孔疝患者深吸气，闭住气转到立位，平片，观察全胃形态。胃下垂或疑胃下垂患者需做站立位摄影。

　　常用上消化道摄片体位与检查区域见表 9-3-1。

表 9-3-1　常用上消化道摄片体位与检查区域

体位	显示
站立左右斜位	食管充盈相或黏膜相，双对比相
仰卧左斜位	胃双对比相
仰卧右斜位	胃双对比相
俯卧位	胃体、胃窦充盈相
左前斜位	胃底、贲门双对比相
右前斜位	胃底、贲门双对比相，十二指肠球部和上曲充盈相，十二指肠球部和上曲双对比相，十二指肠球部和胃窦部加压相
半卧位、站立前后正位	胃形态，胃下垂，观察全胃充盈相，不同角度的全胃充盈相，或采用加压措施

4. 胃、十二指肠单对比检查。检查前需要禁食 6 小时以上，口服浓度 40％～120％（w/v）钡剂 240～480mL 后，立即观察胃与十二指肠的形态及蠕动情况；15～30 分钟后可观察小肠的形态及蠕动情况；1.5 小时后可观察到所有小肠的形态及蠕动情况；2～6小时后可观察回盲区和右半大肠。

图 9-3-5 为胃正位影像图，可以显示胃大、小弯，球部，胃窦，十二指肠等大部分区域。

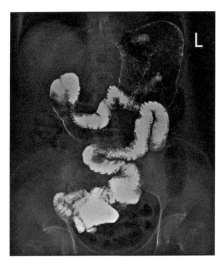

图 9-3-5　胃正位影像图

三、小肠造影检查

（一）临床应用

小肠包括十二指肠、空肠和回肠。解剖学上小肠分为六组：①十二指肠；②上部空肠，位于左上腹部；③下部空肠，位于左中腹部；④上部回肠，位于中腹部稍偏右；⑤中部回肠，位于右中、下腹部；⑥下部回肠，位于盆腔。各组的位置无明显分界。

　　小肠的运动主要是分节运动和蠕动。正常蠕动有推进性蠕动和钟摆样蠕动。X线摄影检查时，钡剂在小肠内通过的时间因人而异，正常成人吞服钡剂到达小肠部的时间大约为15分钟，钡剂通过全部小肠的时间一般在服钡后3～6小时，然后可观察回盲区和部分升结肠。如肿瘤占据小肠，肠管会被推移、压迫，常可依此改变推断肿瘤发生部位，可见肠管走行及位置异常。

　　1. 适应证：①胃肠道出血。②原因不明的腹痛、腹泻。③小肠炎症及肿瘤。④小肠粘连。

　　2. 注意事项：①造影前1～2天进少渣易消化的软食，并禁服高原子量的药物。②检查前一晚开始禁食、禁水。

　　（二）摄影规范

　　常规口服浓度40%～120%（w/v）钡剂240～480mL，15～30分钟后连续透视观察小肠形态及蠕动情况。间隔1～1.5小时，可观察到所有小肠形态及蠕动情况，2～6小时后可观察回盲区和右半大肠。注意：在钡剂通过回盲区时，应加压后摄平片。由于每个患者肠蠕动的时间不一致，若通过透视观察钡剂未到达回盲区，可先行平片，直至回肠末端及盲肠显影。图9-3-6显示空肠与回肠。

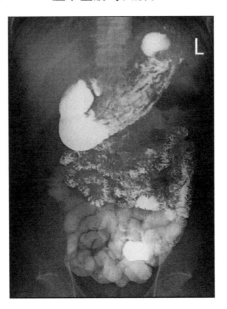

图9-3-6　空肠与回肠影像图

　　（三）特殊情况的处理

　　1. 肠道病变无法显示：小肠扭转、龛影、息肉，通过体位旋转依然不能避开，可采用体层摄影。

　　2. 腹股沟疝：应延长等候时间（大约6小时），直到钡剂通过小肠到达回盲区和右半大肠。患者采用卧位和站立位，观察钡剂潴留最低位置。

四、结肠检查

(一) 临床应用

结肠围绕在小肠周围，起始于盲肠，止于肛门。解剖学上结肠共分为六部分：盲肠、升结肠、横结肠、降结肠、乙状结肠和直肠。

结肠的某些部位经常处于收缩狭窄状态，称为生理收缩或生理括约肌收缩。常见的部位为横结肠中段、直肠-乙状结肠交界处、乙状结肠-降结肠交界处、降结肠下段、脾曲下段、升结肠近段、盲-升结肠交界处。

结肠表面有多数半圆形膨隆，由横行陷沟分开，称为结肠袋，由深入肠腔的不完全间隔把肠腔分为多数阶段所形成，这些间隔名半月襞，由黏膜层、黏膜下层和部分肌层所构成。结肠袋以升、横结肠最明显，乙状结肠以下逐渐消失。

结肠的运动分为分节运动和蠕动。一般情况下，口服钡剂后 1.5~3.0 小时可见盲肠显影，3~6 小时可见结肠肝曲显影，6~9 小时可见脾曲显影，24~48 小时内排空。

1. 适应证：结肠肿瘤、息肉、肉芽肿性病变，局限性肠炎，溃疡性结肠炎，巨结肠，结肠套叠整复。

2. 禁忌证：急性阑尾炎、急性肠炎、结肠穿孔或坏死。

(二) 结肠钡灌肠造影

1. 检查前准备。

(1) 提前 1~3 天进流汁或半流汁饮食，并于检查前 1~2 小时清洁肠道。必要时用适量轻泻剂（例如番泻叶等）。

(2) 辅助准备：肛门导管、润滑液、卫生纸。

(3) 配置钡剂，浓度 20%~60%（w/v）钡剂 800~900mL。

(4) 向患者交代检查过程和注意事项。

2. 检查方法。

患者取侧卧位，经肛门插管入结肠，注入浓度 20%~60%（w/v）钡剂 800~900mL。患者转动体位平躺在床面，在透视模式下观察钡剂充盈整个结肠后，按检查顺序拍摄各个体位：①左侧 45°，主要显示肝区及升结肠。②右侧 45°，主要显示脾区及降结肠、乙状结肠。③全结肠，仰卧位。④全结肠，立位，主要用于横结肠下垂、穿孔，怀疑有液气平的患者。⑤排出大部分钡剂，再注入气体充盈结肠后，摄全腹部片。⑥侧位，主要观察直肠。⑦根据病变情况，局部加压平片。

(三) 结肠双对比造影

1. 检查前准备。

(1) 提前 1~3 天进流汁或半流汁饮食，并于检查前 1~2 小时清洁肠道。必要时用适量轻泻剂（例如番泻叶或洗肠液等）。

(2) 辅助准备：肛门导管、润滑液、卫生纸。

（3）配置钡剂，浓度 60%～80%（w/v）钡剂 600～800mL。

（4）向患者交代检查过程和注意事项。

2. 检查方法。

先通过肛门导管注入浓度 60%～80%（w/v）钡剂 150～300mL，排出大部分钡剂，再转动体位并注入气体，使钡剂和气体充盈整个大肠。为取得良好的双对比效果，往往在注入对比剂之前，肌肉注射或静脉注射高血糖素或山莨菪碱之类低张药物。

结肠双对比造影应多变换体位，力求将各肠段分开。若在检查过程中发现有肠道病变（如肠道扭曲、局部肠套叠），通过体位旋转依然不能避开，可采用体层摄影。另外需要注意：体层摄影应尽量避开结肠蠕动波，采用双对比造影可以获得更好的影像。

（四）排便造影

排便造影是诊断出口梗阻型便秘的重要检查方法。

1. 检查前准备。

（1）提前 1～3 天进流汁或半流汁饮食。检查前一日午后 2 小时、4 小时、8 小时口服洗肠液，并于检查前 1～2 小时清洁肠道。

（2）辅助准备：肛门导管、润滑液、排便桶、卫生纸若干。

（3）配置钡剂，浓度 20%～60%（w/v）钡剂 200～300mL。

（4）向患者交代检查过程和注意事项。

2. 检查方法。

患者取左侧卧位，经肛门插管入结肠，连接好灌肠机导管，连续注入浓度 20%～60%（w/v）钡剂 200～300mL，使之进入乙状结肠及降结肠近端。透视下观察钡剂充盈至右半结肠。待患者有便意后进入排便功能检查。基本体位：嘱患者侧位坐在排便桶上，然后调整高度使左右股骨重合并显示耻骨联合。分别摄取：①静坐。②提肛。③做出用力排便动作肛门紧闭。④对患者排出大便过程连续摄影。⑤排空后摄取直肠侧位片，必要时摄正位片（显示直肠的情况及其与小肠、乙状结肠的关系）。图像采集结束后为观察排便残留和黏膜像，需加摄平片。

（五）小儿肠套叠空气灌肠复位

小儿肠套叠指一段肠管及其相应的肠系膜套入临近的肠腔内引起肠梗阻。肠套叠多见于婴幼儿，是常见的急腹症之一。目前，临床多采用空气灌肠治疗，其优点为无创、复位率高。

1. 适应证与禁忌证。

（1）适应证：病程不超过 48 小时，全身状况良好，无明显脱水及电解质紊乱，无腹膜炎、高烧表现等。

（2）禁忌证：高度腹胀，腹部有明显压痛，肌紧张，疑有腹膜炎；反复套叠高度怀疑或确诊为继发性肠套叠；小肠型肠套叠；3 月龄以下婴儿肠套叠。

2. 检查前准备。

（1）小儿肠套叠空气灌肠复位由具有资质的临床医师操作。技师负责检查前准备。

（2）检查设备有血压计、空气灌肠器、气囊肛管（Foley 尿管）、手套、润滑用液体石蜡、30mL 注射器。灌肠时备吸引器、氧气等抢救设备。

（3）向患儿家属或陪伴交代检查过程和注意事项，并签署手术同意书。

3. 检查方法。

（1）复位前 30 分钟肌肉注射阿托品及镇静剂。在 X 线透视下注气整复。

（2）先做胸腹部立位透视，了解肠管扩张情况及气体分布部位。

（3）患儿仰卧，将气囊肛管润滑后插入直肠内，气囊充气堵塞肛门以保持肠内压力，并可防止肛管脱出。

（4）将空气灌肠器连接肛管，在 X 线透视下注气，压力由 60mmHg 开始，气体缓缓注入结肠内，气体前进到套叠顶端，可出现杯口影像。

继续注气，需要时可将气压增加到 80~120mmHg，同时经腹部轻柔按摩腹部包块，帮助肠套叠复位。经反复注气和按摩使肠套叠逐渐复位。透视下杯口逐渐缩小，直至完全消失。此时可见气体进入小肠。复位后加摄立位腹平片观察膈下情况。

注意：几个月大的婴儿灌肠压力不能超过 80mmHg。灌肠压力见表 9－3－2。图 9－3－7显示升结肠、横结肠、降结肠、乙状结肠。

表 9－3－2　灌肠压力

压力（mmHg）	压力（kPa）
60mmHg	8.0kPa
70mmHg	9.3kPa
80mmHg	9.6kPa
90mmHg	12.0kPa
90mmHg	13.3kPa

P＝1mmHg＝133.28Pa。

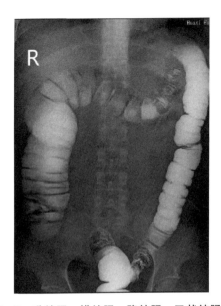

图 9－3－7　升结肠、横结肠、降结肠、乙状结肠影像图

五、T管造影

（一）临床应用

胆道系统包括肝总管（细分为十二指肠上段、十二指肠后段、胰腺段、十二指肠内段）和左、右肝管，肝内、外胆管，胆囊等部分。

术后经引流管胆管造影（T管造影）是手术后检查胆道的方法。T管造影操作简便、安全，造影效果优良，用于了解术后胆道内有无残留结石、蛔虫、胆管狭窄以及Oddi括约肌畅通情况。

1. 适应证：术后带有T管引流的患者，1～2周施行。基本要求：患者病情好转，体温、血常规正常，黄疸消退，无严重胆系感染，引出的胆汁清亮，无出血。

2. 相对禁忌证：①有严重的胆系感染和出血，造影可引起炎症扩散或引起再次大出血。②心、肾功能严重损害，甲状腺功能亢进，同时伴有胰腺炎病史。

3. 绝对禁忌证：有碘过敏史。

（二）检查方法

1. 患者准备。

造影前最好开放T管一段时间，使胆道内压力下降，T管内胆汁流出。

2. 造影前准备。

（1）药物准备：抗过敏急救药物（地塞米松、肾上腺素）、缓解痉挛药物（阿托品0.5mg/山莨菪碱9～20mg肌肉注射）。

（2）消毒物品：医用棉签、碘伏。

（3）对比剂：非离子型对比剂20mL用生理盐水稀释至15%～30%，胆道扩张，Oddi括约肌松弛或T管一端插入十二指肠者，可适当添加剂量，最多不超过60mL。

3. 操作步骤。

床面平放，患者取仰卧位或取头低足高位，9°～30°。

（1）严格消毒铺巾，夹闭引流管下端，用空针抽吸出胆管内残留胆汁和T管内残余气泡，直至引流管保持一定的负压。如果发现抽出的胆汁内有残留物，可先注入生理盐水反复抽吸，冲洗清除管内残留物质。注意：冲洗胆管和注射对比剂时要防止带入气体，以免误认气泡为阴性结石。

（2）将对比剂通过T管缓慢注入胆道，1～2分钟推注完毕，当患者感到肝区胀痛时，应停止注射（对比剂大量流入肠道，使胆管显示不佳）。透视下观察对比剂在胆管各支的充盈情况，以及对比剂是否进入十二指肠等。①若胆管充盈良好，常规平片。②旋转患者，右斜位20°～35°，左斜位20°～35°，分别摄影平片。③站立位连续拍片，观察对比剂排空情况。④若左、右肝管及其分支互相重叠或覆盖于胆总管上，须透视下旋转体位，平片。常用体位与显示见表9-3-3。

表 9-3-3 常用体位与显示

体位	显示
仰卧正位	胆总管，左、右肝管及其分支
右斜位（20°~35°）	胆总管，左肝管及其分支
左斜位（20°~35°）	胆总管，右肝管及其分支
站立正位	胆总管的排空情况

（3）检查完成后开放引流，让残留在胆管内的对比剂充分排出。

（4）检查结束后，嘱咐患者在候诊区观察，如有不适及时就诊。

图 9-3-8 可以显示左、右肝门及胆总管。

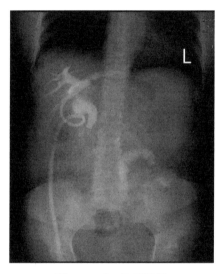

图 9-3-8 T 管造影

附件一　乳腺摄影体位的标准术语及其缩写

缩略语	英文释义	中文释义	探测器与水平面的夹角
CC	Cranio Caudal	头尾位	0°
MLO	Medio Lateral Oblique	内外斜位	45°～65°
LM	Later Medial	外内侧位	90°
ML	Medio Lateral	内外侧位	90°
AT	Axillar Tail	腋尾位	45°～65°
CV	Cleavage	乳沟位	0°
TAN	Tangential	切线位	任意角度
SIO	Superolateral to Inferomedial Oblique	上外－下内斜位	45°～65°
LMO	Later Medial Oblique	外内斜位	45°～65°
FB	From Below（Caudocranial）	尾头位	−180°
XCCL	Exaggerated Cranio Caudal（Lateral）	夸大头尾位	0°～±5°
MS	Magnification Spot	点压放大	—
R	Right	右侧乳房	—
L	Left	左侧乳房	—
MGBB	Mammography Guided Breast Biopsy	X线摄影引导下乳腺组织学活检	—
DBT	Digital Breast Tomosynthesis	数字乳腺X线断层融合摄影	—
CESM	Contrast Enhanced Spectral Mammography	对比增强能谱乳腺X线摄影	—

附件二　碘对比剂使用患者知情同意书

1. 既往无使用碘剂发生不良反应的病史。

2. 无甲状腺功能亢进、严重肾功能不全、哮喘病史。

3. 使用碘对比剂，可能出现不同程度的不良反应。

（1）轻度不良反应：咳嗽、喷嚏、一过性胸闷、结膜炎、鼻炎、恶心、全身发热、荨麻疹、瘙痒、血管神经性水肿等。

（2）中度不良反应：严重呕吐、明显的荨麻疹、面部水肿、咳嗽、呼吸困难、血管迷走神经反应等。

（3）重度不良反应：喉头水肿、惊厥、震颤、抽搐、意识丧失、休克等，或其他不可预测的不良反应，甚至死亡。

（4）迟发性不良反应：注射碘对比剂1小时至1周内也可能出现各种迟发性不良反应，如恶心、呕吐、头痛、骨骼肌肉疼痛、发热等。

4. 注射部位可能出现碘对比剂漏出，造成皮下组织肿胀、疼痛、麻木感，甚至溃烂、坏死等。

5. 使用高压注射器时，存在注射针头脱落、局部血管破裂的潜在危险。

6. 如果出现上述任何不良反应，请及时与相关医师联系，联系电话_____。

7. 我已详细阅读以上告知内容，清楚理解医护人员的解释，经慎重考虑，同意做此项检查。

8. 签署人：患者或其监护人；如果是监护人，填写监护人与患者关系；谈话医护人员。

9. 签署时间_____。

备注：不符合上述内容和条件，又需要使用碘对比剂者，在签署碘对比剂使用患者知情同意书时，建议在上述内容的基础上增加针对该患者具体情况的相关条款。